210-1

2024 全国临床执业助理医师资格考试模拟试卷（一）

（医学综合笔试部分）

第一单元

考试日期：20××年×月×日

考试时间：9：00～11：00

考生姓名：________

准考证号：________

考 场 号：________

中国协和医科大学出版社

北　京

A_1 型选择题

答 题 说 明

每一道试题下面有 A、B、C、D、E 五个备选答案，请从中选择一个最佳答案。

1. 职业卫生服务的研究对象是
   A. 雇主
   B. 职工及其代表
   C. 职业人群和工作环境
   D. 不良劳动条件
   E. 全体工作人员

2. 伴有窒息的伤员，现场急救首要的措施是
   A. 通畅气道，必要时人工呼吸
   B. 立即送医院
   C. 抗休克
   D. 应用抗菌药物
   E. 立即包扎伤口

3. 血清壁细胞抗体升高的疾病是
   A. 急性胃炎
   B. A 型萎缩性胃炎
   C. 慢性浅表性胃炎
   D. 十二指肠溃疡
   E. B 型萎缩性胃炎

4. 适度的应激对于大多数人来说可以
   A. 导致疾病
   B. 加重疾病
   C. 引起生理障碍
   D. 引起心理障碍
   E. 促进人体适应

5. 在职业性中毒中，生产性毒物主要通过下述哪种途径进入人体内
   A. 消化道
   B. 皮肤
   C. 呼吸道
   D. 毛囊
   E. 汗腺

6. 下列对球后溃疡的正确描述是
   A. 多发生在距幽门 2cm 以内
   B. 指十二指肠球部后壁溃疡
   C. 易并发出血
   D. 临床症状多不明显
   E. 内科治疗效果好

7. 肝硬化门静脉高压患者，出现全血细胞减少最主要的原因是
   A. 营养不良
   B. 脾功能亢进
   C. 溶血
   D. 消化道出血
   E. 病毒感染

8. 胸廓的弹性回缩力成为吸气的弹性阻力见于
   A. 深吸气
   B. 深呼气
   C. 平静呼气末
   D. 胸廓处于自然位置时
   E. 发生气胸时

9. 食物中毒与其他急性疾病最本质的区别是
A. 患者曾进食同一批某种食物
B. 很多人同时发病
C. 以急性胃肠道症状为主
D. 潜伏期短
E. 发病场所集中

10. 在安静状态下，人体调节产热活动最重要的体液因素是
A. 甲状腺激素
B. 肾上腺素
C. 去甲肾上腺素
D. 乙酰胆碱
E. 孕激素

11. 早期胃癌指
A. 局限于胃窦部的胃癌
B. 局限于黏膜或黏膜下层的胃癌
C. 直径在 2cm 以内的胃癌
D. 尚无淋巴转移的胃癌
E. 尚未侵及浆膜层的胃癌

12. 病原体进入人体后，能否被清除，主要取决于
A. 病原体的数量
B. 病原体的致病力和机体的免疫功能
C. 病原体的毒力
D. 病原体的侵袭力
E. 机体的免疫功能

13. A 型人格的人易患
A. 过敏性紫癜
B. 支气管哮喘
C. 癌症
D. 糖尿病
E. 冠心病

14. 中医学的基本特点是
A. 阴阳五行与藏象经络
B. 整体观念与辨证论治
C. 以五脏为主的整体观
D. 望闻问切与辨证论治
E. 辨证求因与审因论治

15. 切断肺结核传染链的最有效方法是
A. 增强所有公民的免疫力
B. 在全民范围内进行科普宣传
C. 发现并治愈涂阳患者
D. 经常进行集体肺部 X 线检查
E. 给所有应接种卡介苗者进行预防接种

16. 胃溃疡最常见的位置是
A. 胃前壁
B. 胃后壁
C. 胃大弯及胃底
D. 胃小弯近贲门处
E. 胃窦小弯侧

17. 下列哪项不是感染性心内膜炎的临床表现
A. 罗特（Roth）斑
B. 詹韦（Janeway）损害
C. 奥斯勒（Osler）结节
D. 蝶形红斑
E. 指甲下线状出血

18. 下列哪项是肺炎链球菌肺炎有特殊意义的症状

A. 突然寒战、稽留热
B. 咳嗽、胸痛
C. 气急、发绀
D. 咳铁锈色痰
E. 恶心、呕吐、腹胀

19. 气性坏疽最关键的治疗措施是
A. 给予大剂量青霉素
B. 高压氧疗法
C. 输血、输液
D. 紧急手术处理
E. 注射破伤风抗毒素（TAT）

20. 下列哪一项与洋地黄中毒无关
A. 恶心、呕吐
B. 右束支传导阻滞
C. 频发室性期前收缩
D. 三度房室传导阻滞
E. 黄视、绿视

21. 属于精神分析疗法的是
A. 系统脱敏
B. 厌恶疗法
C. 松弛疗法
D. 移情
E. 认知疗法

22. 心脏压塞时不出现
A. 心音低钝
B. 声音嘶哑
C. 奇脉
D. 肝颈静脉回流征阳性
E. 双肺满布干湿啰音

23. 结核性胸膜炎患者，除抗结核治疗外，减轻胸膜肥厚最重要的措施是
A. 胸腔内注射尿激酶
B. 胸腔内注射糜蛋白酶
C. 胸腔内注入抗结核药物
D. 口服糖皮质激素
E. 反复胸腔穿刺抽液

24. 用样本均数估计总体均数的可靠性大小时所使用的指标是
A. 标准差
B. 标准误
C. 变异系数
D. 算术均数
E. 全距

25. 原位癌是指
A. 早期癌
B. 原发癌
C. 癌前病变
D. 在原地的癌
E. 未突破基底膜的癌

26. 典型右心衰竭的临床表现是
A. 咳粉红色泡沫痰
B. 夜间阵发性呼吸困难
C. 肝颈静脉回流征阳性
D. 端坐呼吸
E. 劳力性呼吸困难

27. 肝硬化肝功能障碍可引起
A. 血浆蛋白增多
B. 凝血因子合成增多
C. 脾大
D. 雌激素水平升高
E. 雄激素水平升高

28. 判定恶性肿瘤最重要的依据是
A. 核分裂象多见
B. 瘤巨细胞形成

C. 膨胀性生长
D. 常发生坏死
E. 转移

29. 正常细胞糖酵解途径中，利于丙酮酸生成乳酸的条件是
A. 缺氧状态
B. 酮体产生过多
C. 缺少辅酶
D. 糖原分解过快
E. 氧供应充足

30. 人体内合成尿素的主要脏器是
A. 脑
B. 肌组织
C. 肾
D. 肝
E. 心

31. 维系蛋白质分子一级结构的化学键是
A. 二硫键
B. 肽键
C. 离子键
D. 疏水键
E. 氢键

32. 关于急性失血患者的输血，正确的做法是
A. 用等量的全血补充所估计的失血量
B. 在晶体液、胶体液扩容的基础上，适当输注全血
C. 在晶体液、胶体液扩容的基础上，合理输血（主要是输红细胞）
D. 先输注血浆补充血容量，再输注红细胞纠正贫血
E. 红细胞、新鲜冷冻血浆及血小板三者合理搭配输注

33. 纤维素样坏死常见于
A. 肌肉组织
B. 结缔组织
C. 骨组织
D. 脂肪组织
E. 神经组织

34. 纠正休克合并酸中毒的关键措施是
A. 排酸治疗
B. 加大通气量
C. 给予碱性药物
D. 改善组织灌注
E. 使用血管扩张药

35. 有关 RNA 的叙述，错误的是
A. tRNA 是氨基酸的载体
B. hnRNA 主要存在于胞质
C. rRNA 参与核糖体组成
D. mRNA 具有多聚 A 尾结构
E. mRNA 分子中含有遗传密码

36. 肺鳞状上皮细胞癌引起支气管阻塞的主要原因是
A. 肿瘤向管腔外生长
B. 支气管肿大，淋巴结压迫
C. 肿瘤向管腔内生长
D. 支气管内黏稠分泌物积聚
E. 支气管继发感染

37. 发生右心衰竭时，引起组织水肿的主要原因是
A. 毛细血管压力升高
B. 血浆胶体渗透压降低
C. 毛细血管通透性增高

D. 淋巴回流受阻
E. 清蛋白过低

38. 共同参与型的医患关系模式最适合于
A. 急性病患者
B. 绝症患者
C. 慢性病患者
D. 重症患者
E. 精神病患者

39. 关于手术后患者早期活动的优点，下列哪项说法不恰当
A. 减少肺部并发症
B. 减少下肢静脉血栓形成
C. 有利于减轻腹胀
D. 有利于减少尿潴留
E. 有利于减少切口感染

40. 肝脏进行生物转化时，葡糖醛酸的活性供体是
A. UDPBA
B. UDPG
C. CDPGA
D. ADPG
E. ADPGA

41. 不属于甲状腺功能亢进症术前准备的是
A. 三碘甲腺原氨酸（T_3）、甲状腺素（T_4）测定
B. 喉镜检查
C. 控制心率
D. 给予氢化可的松
E. 测基础代谢率

42. 医务人员应共同遵守的道德原则以及建立良好医际关系的思想基础是
A. 患者利益至上
B. 医生利益至上
C. 医院关系至上
D. 社会利益至上
E. 个人利益至上

43. 可通过母婴传播的传染病是
A. 甲型病毒性肝炎
B. 艾滋病
C. 流行性乙型脑炎
D. 疟疾
E. 狂犬病

44. 职业性有害因素不包括
A. 机器的噪声
B. 生产性粉尘
C. 饮水中氟含量高
D. 长时间处于不良劳动体位
E. 厂房布局不合理

45. 初次诊断活动期十二指肠溃疡，下列治疗建议首先采用的是
A. 联合应用两种黏膜保护药
B. 促动力剂+H_2 受体阻断药
C. 质子泵抑制药+黏膜保护药
D. 质子泵抑制药+铋剂+两种抗生素
E. 抗酸药

46. 胆固醇的主要限速酶是
A. β-羟-β-甲戊二酸单酰辅酶 A（HMG-CoA）合成酶
B. HMG-CoA 还原酶
C. HMG-CoA 裂解酶
D. 鲨烯合酶
E. 乙酰乙酰 CoA 硫解酶

47. 关于维生素 E，下列叙述哪项不正确
A. 人类缺乏时易引起不孕症
B. 具有抗衰老、防癌的作用
C. 又称生育酚
D. 具有高效抗氧化作用
E. 与动物的生殖功能有关

48. 不属于心身疾病的是
A. 胃溃疡
B. 抑郁症
C. 癌症
D. 糖尿病
E. 支气管哮喘

49. 根据作用机制分析，奥美拉唑是
A. 黏膜保护药
B. 胃壁细胞 H^+泵抑制药
C. 促胃液素受体阻断药
D. H_2 受体阻断药
E. 促进胃酸分泌

50. 下列各项均为含有 B 族维生素的辅酶，除外
A. 磷酸吡哆醛
B. 辅酶 A
C. 细胞色素 B
D. 四氢叶酸
E. 硫胺素焦磷酸

51. 流行性脑脊髓膜炎的炎症性质是
A. 纤维素性炎
B. 变质性炎
C. 化脓性炎
D. 肉芽肿性炎
E. 出血性炎

52. 治疗输血时的发热反应，下述哪项是错误的
A. 口服阿司匹林
B. 肌内注射异丙嗪
C. 减慢输血速度
D. 严重者暂停输血
E. 静脉注射氯化钙

53. 预防术后肺不张最主要的措施是
A. 应用大量抗生素
B. 蒸汽吸入
C. 多翻身，多做深呼吸，鼓励咳嗽
D. 多卧床休息
E. 氧气吸入

54. 心力衰竭时以下哪种体液因子不升高
A. 心钠肽
B. 脑钠肽
C. 精氨酸加压素
D. 内皮素
E. 内皮舒张因子

55. 急性梗阻性化脓性胆管炎（AOSC）最主要的病理基础是
A. 肝多发脓肿形成并穿破引起腹膜炎
B. 胆道完全梗阻和化脓感染致胆道高压
C. 胆囊管完全梗阻并化脓性感染
D. 胆道蛔虫进入胆道并多发肝脓肿形成
E. 胆道不完全梗阻并胰腺出血坏死

56. 慢性呼吸衰竭症状急性加重的最常见诱因是
A. 情绪激动
B. 肺血栓栓塞

C. 药物治疗不当
D. 体力活动
E. 感染

57. 关于医疗卫生机构对医疗废物的管理，不正确的是
A. 及时收集本单位的医疗废物
B. 建立医疗废物暂时贮存设施
C. 使用专用运送工具
D. 及时交由医疗废物集中处置单位处置
E. 医疗废物不可焚烧和掩埋

58. 诊断胆囊结石首选的检查方法是
A. 口服胆囊造影
B. B 超
C. 腹部 X 线平片
D. CT
E. 钡餐

59. 以下最常于听诊时发现心律不齐的情况是
A. 窦性心动过速
B. 室上性心动过速
C. 三度房室传导阻滞
D. 室性期前收缩
E. 室性心动过速

60. 我国引起肝硬化的最常见的原因是
A. 酒精中毒
B. 营养障碍
C. 病毒性肝炎
D. 胆汁淤积
E. 循环障碍

61. 关于心包摩擦音的说法，不正确的是
A. 屏气时仍然存在
B. 与心脏搏动一致
C. 心前区最响亮
D. 常见于感染性心包炎
E. 吸气末明显

62. 下列哪项为绞窄性肠梗阻的 X 线特征
A. 大、小肠全充气扩张
B. 扩张肠袢在腹中呈“阶梯”状
C. 孤立突出胀大肠袢或假肿瘤阴影
D. “鱼肋骨刺”状
E. 胀气在周边，可见结肠袋

A_2 型选择题

答 题 说 明

每一道试题是以一个小案例出现的，其下面都有 A、B、C、D、E 五个备选答案，请从中选择一个最佳答案。

63. 女，43 岁。腹痛 16 小时，呈持续性，阵发性加重，伴呕吐，无肛门排气。查体：全腹肌紧张，有压痛及反跳痛。行腹腔穿刺抽出的液体呈血性，伴臭味。最可能的诊断是
A. 绞窄性肠梗阻
B. 胃、十二指肠溃疡穿孔
C. 急性阑尾炎穿孔

D. 结核性腹膜炎
E. 急性重症胰腺炎

64. 女，50 岁。发作性呼吸困难 5 年，再发 5 天，伴咳嗽，咳白色泡沫痰，无咯血、发热，有甲状腺功能亢进症病史 1 年。查体：BP 130/90mmHg，呼气延长，双肺可闻及哮鸣音。发生呼吸困难最可能的机制是
A. 大支气管狭窄
B. 大支气管梗阻
C. 小支气管狭窄
D. 呼吸面积减少
E. 肺癌

65. 男，52 岁。胸骨后异物感伴反酸 3 个月，胃镜提示反流性食管炎，以下不正确的治疗措施是
A. 戒烟、戒酒
B. 控制体重
C. 睡前进食碱性食物
D. 避免降低下食管括约肌的药物
E. 症状缓解后需维持治疗

66. 男，50 岁。吞咽困难 6 个月。食管 X 线吞钡检查可出现“半月征”压迹，食管镜检查可见肿瘤表面光滑、正常。最可能的诊断是
A. 食管癌
B. 贲门失弛缓症
C. 食管良性肿瘤
D. 食管炎
E. 食管静脉曲张

67. 患儿，女，6 岁。外伤致肱骨髁上伸直型骨折，经手法复位、石膏外固定 5 小时后出现手麻、主动活动障碍、手发凉，此时应采取的治疗措施是
A. 立即拆除石膏，改用骨牵引治疗
B. 观察 2 天，视情况采取相应措施
C. 手术探查，手术治疗
D. 应用血管扩张药
E. 臂丛麻醉

68. 男，38 岁。持续性上腹痛 12 小时，腹胀、呕吐。5 年前行阑尾切除术。查体：上腹压痛，胁腹皮肤呈灰紫色斑。血淀粉酶 250U［索莫吉（Somogyi）法］。最可能的诊断是
A. 急性肠梗阻
B. 急性胰腺炎水肿型
C. 消化性溃疡急性穿孔
D. 急性心肌梗死
E. 急性出血坏死型胰腺炎

69. 女，32 岁。风湿性心脏病二尖瓣狭窄合并关闭不全 8 年，近 2 周出现心悸、气急，不能平卧。查体：BP 95/70mmHg，心率 170 次/分，律齐。心尖部可闻及双期杂音，两肺底有湿啰音。心电图（ECG）：阵发性室上性心动过速。治疗首选
A. 维拉帕米
B. 静脉滴注氯化钾
C. 同步电复律
D. 压眼球或颈动脉窦
E. 毛花苷 C

70. 女，56 岁。无意中发现右乳房无痛性肿物 2 个月余。查体：右乳外上象限有一 1.5cm×1.0cm×1.0cm 肿块，无压痛，表面不光滑，界限不清，活动度尚可。

最确切的检查是
A. PET
B. 乳腺B超
C. 钼靶X线检查
D. 红外线扫描
E. 肿物完整切除病理检查

71. 女，25岁。进食生冷食物后上腹痛，恶心，剧烈呕吐，初为胃内容物，后为少量新鲜血。引起呕血最可能的原因是
A. 贲门黏膜撕裂
B. 十二指肠溃疡合并出血
C. 反流性食管炎合并出血
D. 急性糜烂出血性胃炎
E. 应激性溃疡

72. 男，44岁。肝硬化患者，腹胀2周就诊。腹部超声示肝硬化、腹水，腹腔游离液体深度5.1cm。下列有关该患者腹水形成的原因，不正确的是
A. 血浆胶体渗透压下降
B. 门静脉压力增加
C. 淋巴回流受阻
D. 醛固酮减少
E. 有效循环血量减少

73. 为研究职业接触放射性物质与骨瘤发生的关系，某人选取1000名接触放射性物质的女职工和1000名电话员作为研究对象，观察1950—1980年的骨瘤发生率，结果接触放射性物质的女工中有20例骨瘤患者，而电话员中仅有4例。这种研究属于
A. 横断面研究
B. 实验研究
C. 队列研究
D. 临床研究
E. 病例对照研究

74. 欲用统计图比较2006—2015年城市和农村3岁以下儿童贫血患病率的变化趋势，选用何种统计图最为合适
A. 条图
B. 线图
C. 圆图
D. 直方图
E. 散点图

75. 男，55岁。心房颤动5年，1年前曾发作言语不利伴肢体活动障碍。该患者长期抗栓治疗的药物首选
A. 阿司匹林
B. 尿激酶
C. 低分子量肝素
D. 双嘧达莫
E. 华法林

76. 女，40岁。企图自杀，服用大量巴比妥，严重中毒，送来医院时，呼吸已经停止。马上对患者进行洗胃，无效。在没有其他对抗措施的条件下，采用了在当时还没有推广的人工肾透析治疗法进行抢救，收到了很好的疗效。为了抢救患者，采用了治疗性实验。对此做法，下面说法错误的是
A. 动机是好的，但得失结果一时难以下结论
B. 是符合医学道德的医学行为
C. 即使是抢救成功，也不合乎道德规范
D. 即使不幸造成死亡或伤残，也不能逆推动机不好

E. 本案例医生的选择是正确的

77. 女，29 岁。反复发作脓血便，伴膝关节疼痛及结节性红斑。查体：左下腹轻度压痛。粪便检查有大量脓细胞及红细胞，多次细菌培养（-）。X 线钡剂灌肠检查显示结肠袋消失，管壁平滑、变硬，肠管缩短，肠腔狭窄。下列哪种诊断的可能性大
A. 克罗恩（Crohn）病
B. 溃疡性结肠炎
C. 结肠过敏
D. 肠结核
E. 慢性细菌性痢疾

78. 某县医院因收治多例人感染高致病性禽流感患者未按规定报告受到行政处罚。为此，该医院积极整改，加强《中华人民共和国传染病防治法》的学习，并积极落实各项传染病防治任务。不属于医院应该承担的任务是
A. 防止传染病的医院感染
B. 承担责任区域的传染病的预防工作
C. 承担医疗活动中与医院感染有关的危险因素的监测
D. 防止传染病的医源性感染
E. 开展流行病学调查

79. 男，47 岁。反复咳脓痰 7 年，7 年前一次感冒发热后出现胸痛、咳嗽、咳脓痰，使用抗菌、镇咳化痰治疗后，体温下降，胸痛消失，但咳嗽、咳脓痰一直未消失，多因感冒后加重。该患者查体时除肺部体征外，要注意有无下列哪种体征
A. 杵状指
B. 指端发绀
C. 反甲
D. 梭形指关节
E. 赫伯登（Heberden）结节

80. 患儿，5 岁。1 个月前患急性扁桃体炎治愈，近来颜面水肿，尿量减少。尿液检查：蛋白（++），少量红细胞。血压轻度增高。经合理治疗，2 个月后痊愈。考虑的肾炎及少尿的机制是
A. 弥漫性新月体性肾炎，大量新月体增生阻塞肾球囊引起少尿
B. 弥漫性毛细血管内增生性肾炎，肾小球内皮细胞及系膜细胞增生挤压毛细血管引起少尿
C. 弥漫性毛细血管内增生性肾炎，肾小管重吸收功能亢进导致少尿
D. 弥漫性新月体性肾炎，系膜细胞，内皮细胞及上皮细胞增生导致少尿
E. IgA 肾病，由于肾小球系膜增生引起少尿

81. 患儿，3 岁。于 7 月突然出现高热 40℃，意识不清，四肢凉，脉搏弱，立即被送往医院。查体：血压 70/45mmHg，脉搏 128 次/分，皮肤凉。肛拭子检查白细胞 20 个/高倍视野。此患儿最可能的诊断是
A. 流行性乙型脑炎
B. 中毒性细菌性痢疾
C. 流行性脑脊髓膜炎
D. 败血症
E. 肾综合征出血热

82. 某研究者采用随机单盲临床试验比较 2 种降压药（非洛地平缓释片与盐酸贝那普利片）对轻中度原发性高血压患者

的降压疗效。其单盲设计中不了解试验分组情况的人是
A. 测量血压的护士
B. 实施治疗的医生
C. 负责设计的研究者
D. 统计分析人员
E. 接受治疗的患者

83. 女，26 岁。发现颈部质硬包块 1 个月，无不适。腹部 B 超：甲状腺左叶肿物，直径 1.5cm，血流丰富，内有细小钙化灶。术后病理最可能的组织学类型是
A. 乳头状癌
B. 髓样癌
C. 未分化癌
D. 滤泡状腺癌
E. 乳头状囊性腺癌

84. 女，48 岁。患糖尿病多年，现采用饮食控制并口服格列本脲治疗，糖尿病控制良好，近日受凉后出现高热、咳嗽，胸部 X 线检查证实为肺炎，尿糖（+++），建议住院治疗。除按照肺炎常规处理外，对糖尿病应调整的治疗是
A. 加强饮食控制，格列本脲则继续原来用法
B. 加大格列本脲用量
C. 改用二甲双胍
D. 联合应用格列本脲、二甲双胍
E. 改用胰岛素

85. 男，75 岁。原发性高血压病史 16 年，平时血压 170/70mmHg 左右。实验室检查：空腹血糖 5.6mmol/L，血肌酐 180μmol/L，尿蛋白（++）。该患者收缩压应控制在
A. 130mmHg 以下
B. 110mmHg 以下
C. 140mmHg 以下
D. 120mmHg 以下
E. 150mmHg 以下

86. 某医院内科病房，责任护士误将甲床患者的青霉素注射给乙床患者。发现错误后，该护士心里十分矛盾和紧张，对乙床患者进行了严密观察，没有出现青霉素过敏反应。对此，以下说法符合伦理的是
A. 患者未出现过敏反应，为避免对护士不满可以不告诉患者
B. 打错针后护士应对患者进行严密观察，以免承担更大责任
C. 打错针后应马上告诉护士长采取应急措施，以保证患者安全
D. 患者未出现过敏反应，可以不告诉护士长以免受到处分
E. 住院患者太多、护理任务紧张，出现差错在所难免

87. 某医师拟比较四组人群血型分布（A 型、B 型、AB 型和 O 型）的差别，适宜的统计分析方法为
A. Z 检验
B. 回归分析
C. 秩和检验
D. χ^2 检验
E. t 检验

88. 男，65 岁。劳累时胸骨后疼痛 1 个月，每次持续时间约 5 分钟，休息后自行缓解，近 1 个月发作逐渐频繁。既往糖尿病病史 10 年。体格检查：R 16 次/分，

BP 120/70mmHg，HR 70 次/分，A_2 > P_2，心律齐，未闻及心脏杂音。该患者最可能的诊断是

A. 不稳定型心绞痛
B. 急性心包炎
C. 急性心肌梗死
D. 肺血栓栓塞症
E. 病毒性心肌炎

89. 某单位在职工体检时发现，其员工高血压和超重的检出率较高。医务人员为该单位制定了健康教育与健康促进干预活动，主要包括调整食堂的膳食结构、制定工间操制度、组织文体活动等。这些干预活动主要是

A. 社会因素
B. 强化因素
C. 人群因素
D. 倾向因素
E. 促成因素

90. 某职工从沿海某城市归来，腹泻 1 天，10 余次，水样便，到市医院求治，疑为肠炎，后大便培养出 El Tor 型细菌（霍乱）。诊断后 11 小时医师上报疫情，国家要求上报此类传染病最迟不超过

A. 2 小时
B. 4 小时
C. 6 小时
D. 8 小时
E. 12 小时

91. 女，53 岁。左乳头脱屑、结痂半年。去除左乳头表面痂皮，刮片细胞学检查发现有佩吉特（Paget）细胞。最可能的诊断是

A. 乳腺粉刺癌
B. 乳腺黏液癌
C. 浸润性导管癌
D. 湿疹样乳腺癌
E. 浸润性小叶癌

92. 女，30 岁。心悸、气促 2 年，发热、关节痛 1 个月。查体：心尖区有收缩期及舒张期杂音，心率 90 次/分，脾可触及，有杵状指。尿蛋白（++），红细胞 4～10 个/高倍视野。X 线表现：心影呈梨形。最可能的诊断为风湿性心脏病合并

A. 风湿活动
B. 肺部感染
C. 上呼吸道感染
D. 亚急性感染性心内膜炎
E. 肾盂肾炎

93. 女，33 岁。健康体检行 ECG 检查时发现偶发房性期前收缩。既往体健。查体：心界不大，心率 80 次/分，心脏各瓣膜区未闻及杂音。该患者最恰当的处理措施是

A. 寻找病因，定期随诊
B. 口服普罗帕酮
C. 口服美西律
D. 口服胺碘酮
E. 静脉注射利多卡因

94. 男，65 岁。处于慢性阻塞性肺疾病（COPD）急性发作期，伴发热。使用头孢他啶 10 天，体温曾降至正常，症状缓解 3 天后再次出现发热，检查发现口腔黏膜有白念珠菌感染，此时抗生素拟改用

A. 红霉素
B. 氯霉素

C. 青霉素
D. 两性霉素 B
E. 环丙沙星

95. 男，55 岁。左侧腹胀、腹痛，大便不成形，每日 3~5 次，有脓血。查体：左下腹似可扪及包块，边界不清。明确诊断首选的检查是
A. 前列腺特异性抗原（PSA）测定
B. CT 检查
C. 癌胚抗原（CEA）测定
D. 直肠指诊、结肠镜
E. 大便潜血试验

96. 男，26 岁。间断腹泻 6 个月，大便 3~4 次/日，带黏液及脓血，无发热及体重下降。结肠镜示乙状结肠以下弥漫性充血水肿，黏膜颗粒样改变，质脆易出血，病理可见隐窝脓肿，曾连续口服环丙沙星 3 周，无效。该患者最适宜的治疗是
A. 口服柳氮磺吡啶
B. 禁食及静脉高营养
C. 静脉用头孢菌素
D. 口服蒙脱石散
E. 静脉用甲泼尼龙

97. 女，60 岁。乏力、低热 3 个月。查体：贫血貌，腹平坦，右侧中腹部触及 5cm×3cm 纵行肿块，可推动。血常规：WBC 7.0×10^9/L，N 0.60，Hb 80g/L，PLT 205×10^9/L。为明确诊断，首选的检查是
A. 结肠镜
B. 全胃肠 X 线钡剂造影
C. 立位腹部 X 线平片
D. 腹部 B 超
E. 腹部 CT

98. 男，32 岁。发现心脏杂音 10 年。查体：心尖部可闻及柔和的舒张早中期杂音，胸骨左缘第 3、4 肋间可闻及舒张期叹气样杂音、向心尖部传导，该患者典型临床表现还应该包括
A. 脉压增大
B. 双颊紫红
C. 心腰部膨出
D. 左肺湿啰音
E. 咯血

99. 女，42 岁。咳嗽、胸闷、气短 4 个月。胸部 X 线片示左肺上叶前段反复出现片状阴影，白细胞计数 10×10^9/L，痰结核分枝杆菌涂片 3 次（-），经用青霉素治疗病情好转，但肺部阴影消散不完全。为确定诊断，最重要的检查是
A. 痰化脓菌培养及药物敏感试验
B. 继续查痰结核分枝杆菌
C. 胸部 CT 检查
D. 纤维支气管镜检查
E. 结核菌素试验

100. 女，35 岁。疲乏无力、活动后心悸 1 个月，大便 1 次/日、成形。查体：BP 120/80mmHg，睑结膜苍白，甲状腺不大。心率 98 次/分，律齐，心尖部可闻及 2/6 级收缩期杂音。为明确诊断，应首选的检查是
A. 血清心肌酶谱
B. 血糖化血红蛋白
C. 血 T_3、T_4、促甲状腺激素（TSH）
D. 血常规

E. 血清肌钙蛋白

101. 男，55 岁。饮酒后不能自行排尿 4 小时急诊住院。查体见耻骨上包块，有轻压痛。该患者最可能的病因是
A. 前列腺增生
B. 尿道狭窄
C. 膀胱肿瘤
D. 尿道结石
E. 尿道肿瘤

102. 女，65 岁。慢性咳嗽、咳痰 25 年。近 2 年行走时有气急感。1 周前因发热、咳黄痰住院。胸部 X 线片：肺透亮度增加，膈降低变平。下列关于肺部体征的描述，哪项是错误的
A. 桶状胸
B. 叩诊呈过清音
C. 语颤增强
D. 双肺呼吸音减弱
E. 双肺可闻及干湿啰音

103. 男，30 岁。急性阑尾炎患者，当腹痛尚未转移至右下腹时，对诊断具有重要意义的表现是
A. 便血
B. 白细胞计数显著升高
C. 已有脐周压痛、反跳痛
D. 脐区及右下腹具有压痛、反跳痛
E. 压痛已固定在右下腹

104. 女，28 岁。低热、干咳 2 周。胸部 X 线片示右侧中等量胸腔积液。胸腔积液检查示有核细胞总数 1460×10^6/L，单核细胞占比 0.85。给予四联抗结核药物治疗。下列对防止该患者出现胸膜肥厚最重要的措施是
A. 胸腔内注射糖皮质激素
B. 胸腔内注射抗结核药物
C. 口服糖皮质激素
D. 胸腔内注射尿激酶
E. 反复胸腔穿刺抽取胸腔积液

105. 女，50 岁。肥胖，血压达 160/90mmHg 已经 8 年。近 2 周在早晨锻炼时，出现胸骨后压榨样疼痛，伴有窒息感，疼痛持续约 5 分钟，急送医院检查心电图发现Ⅰ、Ⅱ、aVF、V_5、V_6 导联 ST 段水平型压低 0.1mV，T 波倒置。应首先考虑的诊断为
A. 隐匿性冠心病
B. 肋间神经痛
C. 心绞痛型冠心病
D. 心肌梗死型冠心病
E. 心力衰竭型冠心病

106. 女，30 岁。运动后心悸、气短 2 年。10 天前感冒出现咳嗽、咳白痰。既往有风湿性心脏病二尖瓣狭窄病史。查体：不能平卧，血压 85/55mmHg，双肺底可闻及较密的细湿啰音，心率 130 次/分，S_1 强弱不等，心律绝对不齐。治疗首选的药物是
A. 呋塞米
B. 硝普钠
C. 美托洛尔
D. 毛花苷 C
E. 硝苯地平

107. 女，54 岁。肝硬化 20 年。腹部超声检查：腹水最大液深 18cm。化验检查：血钠 142mmol/L，血钾 6.3mmol/L，血

尿素氮（BUN）23mmol/L，血肌酐 224μmol/L。下列治疗措施错误的是
A. 10%葡萄糖酸钙 20ml 缓慢静脉注射
B. 口服螺内酯
C. 输白蛋白
D. 控制液体入量
E. 葡萄糖加胰岛素静脉滴注

108. 男，48 岁。1 年前急性广泛前壁心肌梗死时呼吸困难、不能平卧，双肺满布细湿啰音，经积极治疗后逐渐好转。现啰音消失，平地慢速步行 50 米左右感喘憋，可平卧。其心功能诊断为
A. Killip Ⅱ级
B. Killip Ⅲ级
C. NYHA Ⅲ级
D. Killip Ⅰ级
E. NYHA Ⅱ级

109. 女，65 岁。乳腺癌根治术后 3 天，晨起时突发左小腿疼痛，左足不能着地踏平，行走时疼痛加重。查体：左小腿肿胀，有深压痛，足背动脉搏动存在。对确诊最有意义的体征是
A. Homans 试验阳性
B. Trendelenburg 试验阳性
C. Perthes 试验阴性
D. Pratt 试验阴性
E. Buerger 试验阳性

110. 女，16 岁。低热、咳嗽 1 个月。查体：消瘦，右颈部可触及数个绿豆大小淋巴结，稍硬、活动、无压痛，右肺呼吸音稍减弱。胸部 X 线片见右上肺钙化灶，右肺门淋巴结肿大。首先考虑的诊断是
A. 原发性肺结核
B. 浸润性肺结核
C. 血行播散性肺结核
D. 结核性渗出性胸膜炎
E. 慢性纤维空洞性肺结核

111. 男，40 岁。患者胸部外伤 2 小时。查体：脉搏 120 次/分，血压 90/60mmHg，右胸可触到骨擦感和皮下气肿，叩诊鼓音，呼吸音消失。急救处理是
A. 输血、补液、抗休克
B. 立即胸腔排气
C. 胶布固定
D. 应用升压药
E. 氧气吸入

112. 女，58 岁。因急性上腹痛入院，诊断为轻症急性胰腺炎。下列用于治疗轻症急性胰腺炎的方法，错误的是
A. 禁食水
B. 胃肠减压
C. 合理应用抗生素
D. 给予抑酸药
E. 立即手术

113. 男，50 岁。肝脏大体病理：肿大的肝脏，弥漫分布无数小结节，直径 0.1～0.5cm，散在分布较大结节，最大者直径 5cm，切面粗糙。镜检：假小叶形成，大结节无包膜，由多角形、胞质丰富、核大深染且有异型性的细胞组成，呈小梁状或巢状排列，其间为血窦。正确的病理诊断是
A. 结节型肝硬化
B. 结节型肝癌
C. 肝细胞癌、结节型肝硬化
D. 坏死后肝硬化、肝癌

E. 胆汁性肝硬化、肝癌

114. 男，44 岁。干咳 2 周，右胸痛 4 天，胸痛呈持续性，咳嗽、呼吸时加重，无放射痛。体格检查：T 37.8℃，BP 160/90mmHg。该患者胸痛最可能的原因是
A. 带状疱疹
B. 食管炎
C. 心绞痛
D. 心肌梗死
E. 胸膜炎

115. 男，64 岁。突发心悸 4 小时就诊。心电图示 P 波消失，代之以 f 波，心室率 130 次/分，节律绝对不规则。为减慢心室率，应选择的药物是
A. 美托洛尔
B. 阿托品
C. 沙丁胺醇
D. 利多卡因
E. 新斯的明

116. 男，38 岁。因十二指肠溃疡大出血急诊行胃大部切除术（毕Ⅱ式），术后第 5 天突感右上腹剧痛，向右放射，伴高热，呼吸急促。查体：右上腹明显压痛，伴肌紧张，未触及肿块，肝浊音界存在。胸腹透视：右膈肌抬高，活动减弱，右肋膈角模糊，膈下未见游离气体。白细胞计数 24×10^9/L。最可能的诊断是
A. 急性胰腺炎
B. 急性胆囊炎
C. 右下肺炎
D. 右膈下感染
E. 十二指肠残端瘘

A_3/A_4 型选择题

答 题 说 明

以下提供若干个案例，每个案例下设若干道试题。请根据案例所提供的信息，在每一道试题下面的 A、B、C、D、E 五个备选答案中选择一个最佳答案。

（117～118 题共用题干）

女，29 岁。右乳红肿 3 个月。查体：右乳皮肤红肿，呈橘皮样改变，未触及肿块，右腋窝可触及多个肿大、质硬、融合淋巴结。皮肤活检病理结果示在真皮淋巴管内查见癌栓，ER、PR 阳性，HER2 阴性。

117. 最可能的诊断是
A. 炎性乳腺癌
B. 黏液腺癌
C. 乳头状癌
D. 髓样癌
E. 乳头湿疹样乳腺癌

118. 最佳综合治疗顺序是
A. 放疗、手术、化疗、内分泌治疗
B. 内分泌治疗、手术、放疗、化疗
C. 手术、化疗、放疗、内分泌治疗
D. 手术、放疗、化疗、内分泌治疗

E. 化疗、放疗、化疗、内分泌治疗

(119～121 共用题干题)

男，36 岁。平素体健。淋雨后发热、咳嗽 2 天，右上腹痛伴气急、恶心 1 天。查体：T 39℃。WBC 10.8×10^9/L，N 0.80。胸部 X 线片可见大片状浓淡不均、密度增高阴影。

119. 除考虑急腹症外，重点鉴别的疾病是
A. 自发性气胸
B. 肺梗死
C. 肺炎链球菌肺炎
D. 肺结核
E. 膈神经麻痹

120. 查体应注意有无
A. 右上腹肌紧张
B. 上腹部压痛
C. 肺肝界
D. 肺部湿啰音
E. 肠鸣音

121. 首选的治疗药物是
A. 解热镇痛药
B. 庆大霉素
C. 苄星青霉素
D. 头孢他啶
E. 胃肠道解痉药

(122～124 题共用题干)

男，42 岁。既往体健。体检发现 B 超发现左肾 1cm 大小结石。平时无明显症状，偶有腰部酸胀不适感，无排石史。

122. 对该患者应采用的治疗方法是
A. 膀胱切开取石术
B. 套石术
C. 药物排石
D. 大量饮水等待自然排出
E. 体外冲击波碎石术

123. 当患者结石绞痛发作时，应首先给予的治疗是
A. 大量饮水，促使结石排出
B. 体外冲击波碎石术
C. 立即手术取石
D. 输尿管导管套石
E. 用药物解除绞痛症状

124. 患者经中西药治疗、大量饮水及活动后，绞痛解除，突然出现尿流中断及排尿终末痛，其原因是
A. 急性前列腺炎
B. 结石在输尿管壁间段
C. 结石到膀胱
D. 结石到尿道
E. 尿道炎

(125～127 题共用题干)

男，45 岁。于 3 个月前自觉右足麻木、发凉、怕冷，曾去当地医院诊断为“末梢神经炎”，经治疗无效。于 1 个月前始，走路时自觉右足疼痛，停下来休息自觉疼痛慢慢缓解。虽服中药亦无明显效果，故来我院。既往有 10 余年吸烟史。查体：一般情况尚佳，BP 120/80mmHg，P 68 次/分，心肺未见异常，右肢发凉，皮肤温度低，皮肤苍白，足背动脉搏动减弱，亦可见浅表性静脉炎。

125. 此患者的正确诊断为
A. 末梢神经炎
B. 动脉硬化闭塞症
C. 血栓闭塞性脉管炎（Buerger 病）
D. 肢端动脉痉挛症（Raynaud 病）

E. 结节性动脉周围炎

126. 本病最恰当的治疗措施应为
A. 营养疗法
B. 溶栓疗法
C. 中药疗法
D. 手术疗法
E. 免疫疗法

127. 此病治疗最不好的后果是
A. 皮肤发绀
B. 静息痛
C. 肢体坏疽
D. 软组织感染
E. 射精障碍

（128～129 题共用题干）

男，50 岁。右大腿被撞伤 12 天。局部肿痛，行走困难。近 3 天寒战、发热，体温最高达 40℃，伴恶心、烦躁。查体：P 110 次/分，R 22 次/分，BP 100/70mmHg，重病容，扁桃体肿大，双肺呼吸音粗糙，右大腿外侧明显肿胀，压痛（+），局部无波动感。血 WBC 24×10^9/L。

128. 为明确诊断，最有意义的检查方法是
A. 咽拭子培养
B. 正侧位胸部 X 线片
C. 右大腿肿胀处 B 超检查
D. 血常规+红细胞沉降率
E. 患者高热时行血培养检查

129. 若采取多种治疗未好转，体温每日仍波动于 38～40℃，呼吸深快，右大腿肿痛加重，有波动感。P 120 次/分，BP 90/50mmHg。应采取的主要治疗措施是
A. 积极补液抗休克
B. 联合静脉内应用抗生素
C. 纠正代谢性酸中毒
D. 右大腿脓肿穿刺并切开引流
E. 大剂量应用肾上腺糖皮质激素

B_1 型选择题

答 题 说 明

以下提供若干组试题，每组试题共用在试题前列出的 A、B、C、D、E 五个备选答案，请从中选择一个与问题关系最密切的答案。某个备选答案可能被选择一次、多次或不被选择。

（130～131 题共用备选答案）
A. 地西泮
B. 哌替啶
C. 氯丙嗪
D. 普鲁卡因
E. 对乙酰氨基酚

130. 在物理降温配合下能使体温降至正常以下的药物是
131. 治疗癫痫持续状态首选的药物是

（132～133 题共用备选答案）
A. 卵巢乳头状囊腺瘤

B. 绒毛膜癌肺转移
C. 宫颈不典型增生
D. 乳腺纤维囊腺病
E. 乳腺浸润癌

132. 中年女患者，阴道不规则流血，并出现胸痛，咳嗽、咯血，检查发现宫腔内有出血性肿块。最可能的诊断为

133. 女患者，右乳腺外上象限有一核桃大肿块，边缘不清且固定，乳头部分凹陷，并有血性分泌物。最可能的诊断为

（134 ~136 题共用备选答案）

A. 潮气量
B. 肺活量
C. 时间肺活量
D. 通气/血流比值
E. 肺泡通气量

134. 测定肺换气效率较好的指标是
135. 测定肺通气效率较好的指标是
136. 每分钟吸入肺泡的新鲜空气量是

（137 ~138 题共用备选答案）

A. 脚气病
B. 佝偻病
C. 坏血病
D. 呆小病
E. 夜盲症

137. 维生素 B_1 缺乏可引起
138. 维生素 C 缺乏可引起

（139 ~140 题共用备选答案）

A. 分层抽样
B. 系统抽样
C. 整群抽样
D. 单纯随机抽样
E. 普查

139. 在调查研究中，从总体中按照相同的间隔抽取调查单位进行调查的方法为
140. 在调查研究中，先将总体按照某种特征分成若干组群，然后在每组群中进行随机抽样的方法为

（141 ~142 题共用备选答案）

A. 心境
B. 激情
C. 应激
D. 道德感
E. 理智感

141. 出乎意料的紧急事件所引起的极度紧张的情绪状态为
142. 人们对认识活动的需要和意愿能否得到满足所产生的情感体验为

（143 ~144 题共用备选答案）

A. 增强 CT
B. B 超
C. X 线检查
D. 心电图
E. 血气分析

143. 急性心肌梗死并发左心衰竭首选检查为
144. 肺性脑病最有意义的首选检查是

（145 ~146 题共用备选答案）

A. 心肌细胞肥大，变性，纤维化
B. 心肌细胞肥大，形态特异，排列紊乱
C. 心肌细胞溶解，间质水肿，单核细胞浸润
D. 心肌细胞及间质水肿，纤维化，线粒体变性
E. 心肌变性呈弥漫性，坏死呈灶状分布

145. 肥厚型心肌病
146. 扩张型心肌病

（147～148 题共用备选答案）

A. 肝硬化
B. 胆总管结石
C. 原发性肝癌
D. 壶腹部肿瘤
E. 病毒性肝炎

147. 患者有黄疸症状，伴有上腹绞痛，寒战、高热。最可能的病因诊断是
148. 患者有黄疸症状，无腹痛、发热。查体可触及肿大的胆囊，但无压痛。最有可能的诊断是

（149～150 题共用备选答案）

A. 由国务院卫生健康主管部门决定，并报国务院备案
B. 由国务院卫生健康主管部门决定
C. 由省、自治区、直辖市人民政府卫生健康主管部门报经本级人民政府决定，并向国务院卫生健康主管部门备案
D. 由省、自治区、直辖市人民政府卫生健康主管部门决定，并向国务院卫生健康主管部门备案
E. 报经本级人民政府决定，并向省级以上人民政府卫生健康主管部门备案

149. 需要在全国范围或跨省、自治区、直辖市范围内进行群体性预防接种的，应当
150. 根据传染病监测和预警信息，为了预防、控制传染病的暴发、流行，需要在本行政区域内部分地区进行群体性预防接种的，应当

参考答案

1. C	2. A	3. B	4. E	5. C	6. C	7. B	8. A	9. A	10. A
11. B	12. B	13. E	14. B	15. C	16. E	17. D	18. D	19. D	20. B
21. D	22. E	23. E	24. B	25. E	26. C	27. D	28. E	29. A	30. D
31. B	32. C	33. B	34. D	35. B	36. C	37. A	38. C	39. E	40. A
41. D	42. A	43. B	44. C	45. D	46. B	47. A	48. B	49. B	50. C
51. C	52. E	53. C	54. E	55. B	56. E	57. E	58. B	59. D	60. C
61. E	62. C	63. A	64. C	65. C	66. C	67. A	68. E	69. E	70. E
71. A	72. D	73. C	74. B	75. E	76. C	77. B	78. E	79. A	80. B
81. B	82. E	83. A	84. E	85. A	86. C	87. E	88. A	89. E	90. A
91. D	92. D	93. A	94. D	95. D	96. A	97. A	98. A	99. D	100. D
101. A	102. C	103. E	104. E	105. C	106. D	107. B	108. C	109. A	110. A
111. B	112. E	113. C	114. E	115. A	116. E	117. A	118. E	119. C	120. D

121. C	122. E	123. E	124. C	125. C	126. D	127. C	128. E	129. D	130. C
131. A	132. B	133. E	134. D	135. C	136. E	137. A	138. C	139. B	140. A
141. C	142. E	143. D	144. E	145. B	146. A	147. B	148. D	149. B	150. E

210-2

2024 全国临床执业助理医师资格考试模拟试卷（一）

（医学综合笔试部分）

第二单元

考试日期：20××年×月×日

考试时间：13：30～15：30

考生姓名：________

准考证号：________

考 场 号：________

中国协和医科大学出版社

北 京

A_1 型选择题

答 题 说 明

每一道试题下面有 A、B、C、D、E 五个备选答案，请从中选择一个最佳答案。

1. 可分解产生尿酸的物质是
   A. 鸟嘌呤
   B. β-丙氨酸
   C. 乳清酸
   D. 阿糖胞苷
   E. 胞嘧啶

2. 痛风者急性关节炎期常见单个关节出现红肿、热痛，最常见的部位是
   A. 跖趾关节
   B. 颈椎关节
   C. 胸椎关节
   D. 腰椎关节
   E. 膝关节

3. 出现宫缩乏力，行人工破膜加速产程进展适用于
   A. 头先露，已衔接，宫口开 3cm
   B. 臀位，宫口开大 3cm 以上
   C. 横位，宫口开大 3cm
   D. 胎头浮，跨耻征（+）
   E. 头先露，宫口开 1cm，胎心率 170 次/分

4. 关于慢性髓系白血病，说法错误的是
   A. 慢性髓系白血病各年龄都可发病，以中年最多
   B. 肝脾大以肝大最突出
   C. 骨髓象以中性中晚幼粒细胞和杆状粒细胞居多
   D. 95% 以上患者白血病细胞中有 Ph 染色体
   E. 甲磺酸伊马替尼（分子靶向治疗）是首选药物

5. 大片皮肤瘀斑、血肿，关节出血，主要见于
   A. 血小板数减少
   B. 凝血因子缺乏
   C. 血小板功能异常
   D. 肾炎，尿毒症
   E. 血管舒缩功能障碍

6. 下列不支持弥散性血管内凝血（DIC）诊断的实验室检查是
   A. 血小板小于 100×10^9/L
   B. 血浆纤维蛋白原含量小于 1.5g/L
   C. 血浆纤维蛋白原含量大于 4g/L
   D. 凝血酶原时间（PT）延长 3 秒以上
   E. 活化部分凝血活酶时间（APTT）延长 5 秒以上

7. 在血吸虫发育各阶段中，引起人体主要病理改变的是
   A. 尾蚴
   B. 成虫
   C. 虫卵
   D. 幼虫
   E. 毛蚴

8. 下列哪种激素不是腺垂体激素
A. 促肾上腺皮质激素（ACTH）
B. 促甲状腺激素释放激素（TRH）
C. 生长激素（GH）
D. 催乳素（PRL）
E. 卵泡刺激素（FSH）

9. 甲状腺功能减退症患者有严重的智力低下、聋哑，估计其甲状腺功能减退症始于
A. 胎儿期或新生儿期
B. 3～5岁
C. 6～10岁
D. 11～17岁
E. 18岁以后

10. 确诊一氧化碳（CO）中毒最主要的依据是
A. 空气中CO的浓度
B. 与CO接触的时间
C. 血液中碳氧血红蛋白的有无
D. 昏迷的深度
E. 缺氧的程度

11. 脓性指头炎如不及时治疗最易并发
A. 腱鞘炎
B. 鱼际间隙脓肿
C. 末节指骨骨髓炎
D. 败血症
E. 掌中间隙感染

12. 下面哪种血尿应考虑肾、输尿管结石
A. 无痛性血尿
B. 终末血尿
C. 活动后血尿
D. 初期血尿
E. 严重血尿伴血块

13. 组织液的生成与回流，主要取决于
A. 毛细血管血压
B. 血浆胶体渗透压
C. 血浆晶体渗透压
D. 组织液静水压
E. 有效滤过压

14. 狼疮肾炎的特征性病理改变是
A. 内皮细胞增生
B. 苏木紫小体
C. 上皮细胞增生
D. 中性粒细胞浸润
E. 血小板浸润

15. 颅底骨折的主要诊断依据是
A. 病史
B. 临床表现
C. X线摄片
D. B超
E. 磁共振成像（MRI）

16. 手术前不需要预防性使用抗生素的是
A. 先天性心脏病手术
B. 乳腺癌根治术
C. 主动脉弓置换术
D. 甲状腺腺瘤切除术
E. 无张力疝修补术

17. 新生儿中巨大儿是指体重大于
A. 1000g
B. 2000g
C. 3000g

D. 4000g

E. 5000g

18. 抗结核药物中，可引起血尿酸增高的药物是

A. 异烟肼

B. 吡嗪酰胺

C. 链霉素

D. 乙胺丁醇

E. 利福平

19. 可引起新生儿先天畸形的常见病毒是

A. 风疹病毒

B. 麻疹病毒

C. EB 病毒

D. 脊髓灰质炎病毒

E. 狂犬病病毒

20. 诊断子宫内膜不规则脱落的可靠依据是

A. 月经第 5 ~6 天内膜有分泌反应

B. 基础体温双相

C. 宫颈黏液出现椭圆体结晶

D. 宫颈黏液变稠，无拉丝现象

E. 雌激素分泌过多

21. 妊娠期乳腺的生理变化，下列哪项正确

A. 胎盘分泌雌激素刺激腺泡发育

B. 胎盘分泌孕激素刺激腺管发育

C. 乳腺发育只需催乳素的作用

D. 妊娠期直至胎儿娩出前，挤压乳房不应有乳汁溢出

E. 妊娠晚期无乳汁分泌，与母体雌、孕激素水平高有关

22. 最有助于诊断尿路感染的辅助检查为

A. 尿常规

B. 尿涂片

C. 尿培养

D. B 超检查

E. 肾盂造影

23. 精神分裂症的阳性症状不包括

A. 第三人称幻听

B. 影响妄想

C. 思维破裂

D. 情感淡漠

E. 紧张性木僵

24. 引起痈的常见致病菌是

A. 溶血性链球菌

B. 金黄色葡萄球菌

C. 类链球菌

D. 产气荚膜杆菌

E. 白色葡萄球菌

25. 肾病综合征出现大量蛋白尿，其主要原因是

A. 肾小球滤过膜的屏障作用受损

B. 肾小管重吸收蛋白质障碍

C. 肝脏合成蛋白质不足

D. 蛋白质摄入不足

E. 清蛋白分解代谢增强

26. 以下节段最常发生腰椎间盘突出的是

A. $L_{1\sim2}$

B. $L_{2\sim3}$

C. $T_{12}\sim L_1$

D. $L_{3\sim4}$

E. $L_{4\sim5}$

27. 下列哪种组合是错误的
A. 痴呆——记忆减退、判断错误
B. 谵妄——幻觉、错觉、昼轻夜重
C. 神经衰弱——焦虑、疑病、睡眠障碍
D. 精神运动性抑制——抑郁、冲动
E. 意识障碍——谵妄、昏睡

28. 下述哪一项关于早产儿的描述是错误的
A. 乳腺无结节
B. 指（趾）甲未达到指（趾）尖
C. 耳壳软，可折叠
D. 睾丸已下降
E. 足底纹理少

29. 百白破混合疫苗初种年龄是
A. 生后 2 个月
B. 生后 3 个月
C. 生后 8 个月
D. 生后 1 个月
E. 生后 2 ~ 3 天

30. 关于新生儿黄疸光疗，错误的是
A. 降低未结合胆红素
B. 光疗时要用黑布遮盖双眼，保护视网膜
C. 严重者黄疸需双面光疗
D. 适用于血清胆红素高于正常的所有黄疸
E. 蓝光照射效果好

31. 关于特发性面神经麻痹的叙述，正确的是
A. 女性多见
B. 通常是亚急性发病
C. 双侧多见
D. 贝尔现象阳性
E. 多数患者不能恢复

32. 产后大出血多发生在产后
A. 1 小时内
B. 2 小时内
C. 3 小时内
D. 4 小时内
E. 5 小时内

33. 下列关于脊柱关节炎的发病机制，叙述正确的是
A. 强直性脊柱炎是一组多基因遗传病
B. 脊柱关节炎与环境因素无关
C. 脊柱关节炎不具有遗传性
D. 脊柱关节炎与感染因素无关
E. 脊柱关节炎与 HLA-27 无关

34. 手术患者从术前 12 小时禁食，4 小时禁水的目的是
A. 减少术后感染
B. 防止术后腹胀
C. 防止吻合口瘘
D. 减轻体重
E. 防止麻醉或术中呕吐

35. 机体处于应激（如创伤、手术、感染）情况下，关于其能量代谢的变化，错误的是
A. 机体出现高代谢和分解代谢
B. 脂肪动员加速
C. 蛋白质分解加速
D. 处理葡萄糖能力增强
E. 机体处于负氮平衡

36. 腰椎穿刺术适应证不包括
A. 中枢神经系统炎症
B. 蛛网膜下腔出血
C. 颅内高压症伴明显视盘水肿
D. 脱髓鞘疾病
E. 脑膜癌病

37. 下列哪项是加剧肾小球硬化的主要因素
A. 肾小球内高灌注、高压力和高滤过
B. 蛋白尿
C. 脓尿
D. 血尿
E. 贫血

38. 不属于骨盆底外层范畴肌肉的是
A. 球海绵体肌
B. 坐骨海绵体肌
C. 会阴浅横肌
D. 肛门外括约肌
E. 会阴深横肌

39. 急性脊髓炎与脊髓压迫症（急性）最重要的鉴别点是前者通常无
A. 神经根症状
B. 传导束型感觉障碍
C. 双下肢瘫痪
D. 尿便障碍
E. 椎管梗阻现象

40. 不符合妄想特征的是
A. 内容与客观现实不符合
B. 是一种病理的信念
C. 内容多与患者自身相关
D. 内容受文化背景影响
E. 受教育程度越高越容易出现妄想

41. 链球菌感染后急性肾小球肾炎必有的临床表现是
A. 肉眼血尿
B. 镜下血尿
C. 水肿
D. 高血压
E. 结石

42. 心脏病孕妇易发生心力衰竭，常出现在下述哪一时期
A. 妊娠 24 ~ 26 周
B. 妊娠 26 ~ 28 周
C. 妊娠 32 ~ 34 周
D. 妊娠 34 ~ 36 周
E. 妊娠 36 ~ 38 周

43. 3 ~ 4 个月婴儿佝偻病激期较特异的表现是
A. 颅骨软化
B. 方颅
C. 枕秃
D. 肋骨串珠
E. 夜间惊啼

44. 促使胰液中各种酶分泌的重要体液因素是
A. 促胃液素
B. 促胰液素
C. 胆盐
D. 盐酸
E. 缩胆囊素

45. 枕先露分娩胎头俯屈后通过产道的径线是
A. 枕额径

B. 枕下前囟径
C. 枕颏径
D. 双顶径
E. 双颞径

46. 母乳喂养的婴幼儿添加辅食最佳的时间是
A. 1个月
B. 2~3个月
C. 4~6个月
D. 7~8个月
E. 9~12个月

47. 下列最易并发休克的骨折是
A. 骨盆骨折
B. 桡骨骨折
C. 锁骨骨折
D. 跖骨骨折
E. 股骨颈骨折

48. 典型麻疹首先出现皮疹的部位是
A. 面部、颈部
B. 耳后、颈部发际边缘
C. 躯干
D. 四肢
E. 手、足

49. 3个月小儿的身高、头围约是
A. 55cm、38cm
B. 60cm、40cm
C. 65cm、42cm
D. 70cm、44cm
E. 75cm、46cm

50. 关于肩关节脱位，下列哪项是错误的
A. 以前脱位多见
B. 方肩畸形
C. 杜加斯（Dugas）征阳性
D. 手法复位后还需要固定3周
E. 合并大结节骨折者多需要手术切开复位固定

51. 神经症性障碍的症状不包括
A. 情绪症状
B. 感觉过敏
C. 妄想
D. 躯体不适症状
E. 精神易兴奋

52. 甲状腺功能亢进症患者的手术禁忌证是
A. 中度格雷夫斯（Graves）病
B. 胸骨后甲状腺肿伴甲亢
C. 高功能腺瘤
D. 妊娠早期重度甲亢
E. 青少年患者

53. 乳腺癌最常见的病理类型是
A. 髓样癌
B. 黏液癌
C. 浸润性小叶癌
D. 浸润性导管癌
E. 湿疹样癌

54. 精神分裂症患者最常出现的幻觉是
A. 幻触
B. 幻听
C. 幻嗅
D. 幻视
E. 幻味

55. 下列哪种情况下肝内酮体生成增多
A. 高蛋白饮食时
B. 高糖饮食时
C. 糖尿病时
D. 甲状腺功能亢进时
E. 剧烈运动时

56. 获得性梅毒治疗的首选药物是
A. 多西环素
B. 大观霉素
C. 青霉素
D. 四环素
E. 阿奇霉素

57. 最常见的女性不孕因素是
A. 宫体因素
B. 精神因素
C. 阴道因素
D. 输卵管因素
E. 宫颈因素

58. Ⅰ期子宫内膜癌患者的治疗首选是
A. 手术治疗
B. 化学治疗
C. 放射治疗
D. 内分泌治疗
E. 免疫治疗

A_2 型选择题

答题说明

每一道试题是以一个小案例出现的，其下面都有 A、B、C、D、E 五个备选答案，请从中选择一个最佳答案。

59. 男，24 岁。近 3 个月乏力、面色苍白，近 1 周反复鼻出血。查体：贫血面容，肝、脾未触及。辅助检查：Hb 70g/L，WBC 3.5×10^9/L，PLT 25×10^9/L；骨髓细胞增生低下，巨核细胞明显减少。首选治疗
A. 肾上腺糖皮质激素
B. 雄激素
C. 碳酸锂
D. 硝酸士的宁
E. 抗胸腺细胞球蛋白

60. 男，30 岁。上臂中段被枪弹击中。查体：垂腕，伤侧各手指不能伸直，拇指、示指、中指背侧麻木，肘关节屈伸活动正常。X 线片示肱骨中段见一弹头形状的金属异物，骨质未见断裂。最可能损伤的神经是
A. 桡神经
B. 臂丛神经
C. 尺神经
D. 正中神经
E. 肌皮神经

61. 女，28 岁。反复发作性肉眼血尿 2 年余，此次上呼吸道感染 5 天后又发生肉

眼血尿。查体：双下肢微肿，血压120/80mmHg。尿常规：蛋白（++），红细胞（++++）。为明确诊断，最有意义的检查项目是

A. 肾超声

B. 肾活检

C. 肾 CT

D. 静脉肾盂造影

E. 中段尿培养

62. 女，38 岁。月经周期 28 天，有排卵。于月经周期第 11 天刮宫，镜检子宫内膜应为

A. 增生期中期

B. 增生期晚期

C. 分泌期早期

D. 分泌期中期

E. 分泌期晚期

63. 男，35 岁。头部外伤后昏迷 1 小时，出现右侧肢体瘫痪，后逐渐好转。头颅 CT 示颅内有散在高密度影。考虑最可能为

A. 脑震荡

B. 脑内血肿

C. 急性硬脑膜下血肿

D. 急性硬脑膜外血肿

E. 脑挫裂伤

64. 女，44 岁。心悸、怕热、多汗 4 个月余，体重下降 10kg。查体：无突眼，双手细颤，甲状腺Ⅱ度肿大，可闻血管杂音，心率 108 次/分。实验室检查：白细胞计数 3.0×10^9/L，丙氨酸转氨酶（ALT）46U/L，天冬氨酸转氨酶（AST）36U/L。结合实验室检查确诊为 Graves 病。患者能否用核素^{131}I 治疗的关键检查是

A. 红细胞沉降率

B. 血白细胞计数

C. 抗甲状腺抗体水平

D. 甲状腺核素扫描

E. 甲状腺^{131}I 摄取率

65. 女，76 岁。脑血管病后遗症患者，左侧肢体偏瘫，行动不便。2 周前一次进餐后出现气短、咳嗽，后气短逐渐好转，但咳嗽持续存在。近 2 天出现发热，咳少量黄痰。查体：左上胸廓轻度塌陷，左上肺叩诊呈浊音，语音共振减弱，呼吸音明显减弱。造成患者上述情况最可能的原因是

A. 阻塞性肺炎

B. 肺结核

C. 支气管炎

D. 肺动脉栓塞

E. 气胸

66. 男孩，12 岁。跌跤后当天晚上自感全身不适，发热，左膝部疼痛，用青霉素 3 天无效来院。查体：左股骨下端肿胀，有局限性深压痛，膝关节内有积液，活动障碍，潮红不著，体温 39.5℃。白细胞计数 18×10^9/L，中性粒细胞占比 0.9，红细胞沉降率（ESR）80mm/h。诊断为

A. 风湿性膝关节炎

B. 化脓性膝关节炎

C. 股骨下端化脓性骨髓炎

D. 创伤性膝关节炎

E. 股骨下端骨肉瘤

67. 女，21岁。停经2个月，2天前在外自行堕胎。检查：体温38.8℃，脉搏130次/分，血压正常；子宫如孕2个月大小，质软，有压痛。血白细胞计数10×10^9/L，中性粒细胞占比0.9。经抗感染治疗，感染未能控制，突然大量阴道出血。此时宜采取的处理是
A. 缩宫素肌内注射
B. 卵圆钳轻取胚胎，术后应用抗生素
C. 给予抗生素及缩宫素
D. 即刻刮宫去除病灶
E. 给予抗生素及止血药

68. 女，28岁。产后9天。因发热、腹痛3天入院。查体：体温39℃，血压90/60mmHg，急性痛苦病容，下腹压痛。妇科检查：子宫如妊娠4个月大，触痛明显；子宫左侧触及实性肿块，有压痛。考虑诊断为
A. 急件子宫肌炎
B. 急性子宫内膜炎
C. 急性盆腔结缔组织炎
D. 急性盆腔腹膜炎
E. 弥漫性腹膜炎

69. 女，32岁。外阴瘙痒伴烧灼感4天。妇科检查：外阴局部充血，小阴唇内侧及阴道黏膜表面有白色片状薄膜或凝乳状物。最可能的诊断为
A. 细菌性阴道病
B. 滴虫阴道炎
C. 外阴阴道假丝酵母菌病
D. 淋球菌性阴道炎
E. 萎缩性阴道炎

70. 女，27岁。发热1个月，伴关节肿痛、脱发和口腔溃疡。实验室检查：尿蛋白（+++），红细胞20～30个/高倍视野，血抗核抗体（ANA）（+）。最可能的诊断是
A. 系统性红斑狼疮
B. 类风湿关节炎
C. 干燥综合征
D. 风湿热
E. 成人斯蒂尔病（Still病）

71. 初产妇，30岁。孕37周，规律宫缩3小时。产科检查：宫口开大2cm，臀先露，S-2。2分钟前胎膜自然破裂，胎心监护显示胎心率90次/分，阴道内诊触及搏动条索状物。最恰当的处理措施是
A. 采取头低臀高位，立即行剖宫产术
B. 吸氧，胎心恢复后立即行剖宫产术
C. 行外转胎位术后待自然分娩
D. 静脉滴注缩宫素，宫口开全行臀牵引
E. 行内转胎位术后待自然分娩

72. 男，23岁。近半年一直低头不敢看人。经医生反复询问，答："看很多人脸都像哈哈镜中的模样，有的很胖，有的很瘦，看上去很可怕。"该症状是
A. 视物变形
B. 人格解体
C. 空间知觉障碍
D. 感觉倒错
E. 幻觉

73. 男，38 岁。畏寒、发热、寒战，头晕 3 天，体温 38℃，巩膜黄染，肝肋下 2.5cm。尿液检查：尿胆原阳性，镜检无红细胞，尿隐血阳性。过去有肝炎史。初步诊断为

A. 慢性肝炎急性发作

B. 胆石症

C. 急性黄疸型肝炎

D. 溶血性贫血

E. 胆囊炎

74. 女孩，13 岁。因发热、咽痛 1 天就诊。查体：体温 39.8℃，颜面无水肿，扁桃体Ⅲ度肿大。尿蛋白（++）。临床首先考虑

A. 急性肾小球肾炎

B. 慢性肾小球肾炎

C. 功能性蛋白尿

D. 急性间质性肾炎

E. IgA 肾病

75. 女，22 岁。持续高热 6 天，颜面出现水肿性皮肤损害，伴膝关节、踝关节肿痛，下肢水肿，有散在瘀点。辅助检查：ESR 98mm/h，Hb 76g/L，网织红细胞 0.10，Coombs 试验（+），PLT 40×10^9/L，尿蛋白（+++），RBC 6～8 个/高倍视野。该患者最可能诊断为

A. 风湿热

B. 慢性肾炎

C. 系统性红斑狼疮

D. 自身免疫性溶血性贫血

E. 特发性血小板减少性紫癜（ITP）

76. 男婴，2 个月。妊娠 43 周分娩，出生体重 4000g，生后 48 小时排胎便，喂养困难并常呕吐、便秘。查体：反应迟钝，皮肤中度黄染，心音低钝，腹胀，脐疝。最可能的诊断是

A. 婴儿肝炎综合征

B. 先天性巨结肠

C. 先天性甲状腺功能减退症

D. 唐氏综合征

E. 胃食管反流病

77. 男，40 岁。干农活时刺伤右足 10 天，伤后未就医，张口困难 2 天，颈项紧，频繁抽搐。呼吸道分泌物较多，有窒息危险。为保持呼吸道通畅，最有效的措施是

A. 气管切开

B. 协助拍背咳嗽

C. 环甲膜穿刺术

D. 吸氧

E. 吸痰

78. 男，35 岁。右手腕部被机器绞伤，皮肤脱套伤，异常活动，创口流血。正确的处理方法是

A. 简单包扎，抗感染治疗

B. 清洗后缝合即可

C. 清创后有骨折和脱位者，必须复位固定

D. 对重要血管损伤留待二期处理

E. 肌腱损伤修补后立即进行功能锻炼，防止粘连

79. 经产妇，妊娠 37 周。无原因出现无痛性阴道出血，经卧床休息，给予镇静药未见明显好转，阴道仍有活动性出血，

初步诊断为前置胎盘。为了决定分娩方式，拟确定前置胎盘类型，应进行

A. 输液配血，行肛门检查

B. 输液配血，行阴道检查

C. 超声胎盘定位检查

D. X 线检查

E. 放射性核素扫描法

80. 女，35 岁。妊娠 37 周，G_1P_0，因胎盘早剥入院待产。既往身体健康，无传染病及遗传性疾病史，分娩过程顺利，产一男婴 3500g。分娩后突然出现呼吸困难、抽搐、休克，死亡。最可能发生的是

A. 空气栓塞

B. 脂肪栓塞

C. 血栓形成

D. 心肌梗死

E. 羊水栓塞

81. 女，68 岁。夜尿增多 2 年，乏力 3 个月。既往因头痛服用“去痛片”10 余年，否认高血压、糖尿病病史。查体：BP 125/80mmHg，双下肢无水肿。辅助检查：尿比重 1.005，RBC 0 ~ 1 个/高倍视野，尿蛋白（+），尿糖（++）；血 Hb 85g/L。血肌酐（Scr）265μmol/L，谷氨酸（Glu）5.5mmol/L。该患者肾功能不全最可能的原因是

A. 缺血性肾病

B. 糖尿病肾病

C. 慢性肾小球肾炎

D. 慢性肾小管间质肾病

E. 慢性肾盂肾炎

82. 男，45 岁。进行性少尿 4 天。既往体健。体格检查：BP 160/90mmHg，心率 120 次/分，双下肢水肿。血生化检查：血尿素氮（BUN）18.9mmol/L，Scr 655.6μmol/L。动脉血气分析：pH 7.31，PaO_2 65mmHg，$PaCO_2$ 33mmHg，碱剩余（BE）-8.5mmol/L。急需采取的最主要治疗措施是

A. 透析治疗

B. 利尿治疗

C. 降压治疗

D. 口服泼尼松

E. 纠正酸中毒

83. 某护士在给一位乙型肝炎病毒（HBV）携带者注射时，不慎被患者用过的针头刺伤手指。为预防乙型肝炎病毒感染，应首先采取的措施是

A. 注射抗生素

B. 注射丙种球蛋白

C. 注射乙肝疫苗

D. 注射乙肝免疫球蛋白

E. 注射 α 干扰素

84. 男，40 岁。体重 80kg，躯干背侧全部烧伤，2/3 为浅Ⅱ度，1/3 为深Ⅱ度。入院后最初 8 小时的补液量是

A. 1560ml

B. 1780ml

C. 1872ml

D. 1936ml

E. 3560ml

85. 男孩，1 岁。多汗，枕秃，方颅，常发生惊厥，不伴发热。辅助检查：血糖

3.4mmol/L，血钙 1.65mmol/L，血镁 0.41mmol/L，血磷 3.88 mmol/L。该小儿可能的疾病是

A. 维生素 D 缺乏性佝偻病
B. 低血糖症
C. 婴儿痉挛症
D. 维生素 D 缺乏性手足搐搦症
E. 低镁血症

86. 某正常小儿身高 80cm，前囟已闭，头围 47cm，乳牙 16 枚，能用简单的语言表达自己的需要，对人、事有喜乐之分。此小儿最可能的年龄是

A. 1 岁
B. 1 岁半
C. 2 岁半
D. 3 岁
E. 3 岁半

87. 男，30 岁。1 月初发病，头痛、发热、恶心、呕吐、腰痛 4 天。查体：面色潮红，结膜充血，腋下有点状抓痕样出血点。辅助检查：白细胞计数 $15\times10^9/L$，中性粒细胞占比 0.72，血小板计数 $78\times10^9/L$，尿蛋白（++）。应首先考虑诊断为

A. 流行性脑脊髓膜炎
B. 肾综合征出血热
C. 钩端螺旋体病
D. 流行性感冒
E. 伤寒

88. 男，28 岁。下腹部挤压伤后 5 小时，下腹胀痛、排尿困难、尿道滴血。检查：下腹部膨隆、压痛明显，叩诊浊音。X 线片显示骨盆坐骨支骨折。最可能的损伤是

A. 肠破裂
B. 膀胱破裂
C. 直肠损伤
D. 后尿道损伤
E. 输尿管损伤

89. 男，18 岁，晨练10 000 米长跑后出现泡沫尿，实验室检查：尿蛋白（+）。休息一晚后复查，蛋白尿（-）。该蛋白尿最可能是

A. 肾小管性蛋白尿
B. 肾小球性蛋白尿
C. 分泌性蛋白尿
D. 组织性蛋白尿
E. 功能性蛋白尿

90. 男，19 岁。拔牙后出血不止 2 天。查体：心脏及肺部未见异常。实验室检查：Hb 115g/L，WBC $5.4\times10^9/L$，PLT $130\times10^9/L$，PT 11s（正常对照 13s），APTT 65s（正常对照 38s），凝血酶时间（TT）16s（正常对照 17s）。该患者出血最可能的原因是

A. 纤维蛋白原缺乏
B. 维生素 K 缺乏
C. 凝血因子Ⅹ缺乏
D. 凝血酶原缺乏
E. 凝血因子Ⅸ缺乏

91. 女，63 岁。自述绝经后出现阴道不规则出血，近 2 个月阴道排液增多，呈血性。妇科检查示宫颈管肥大，触之易出血。初步诊断为“宫颈癌”，确诊最可

靠的方法是
A. 宫颈刮片细胞学检查
B. 宫颈和宫颈管活组织检查
C. 碘试验
D. 超声检查
E. MRI

92. 女，30岁。白带增多伴腥臭味1个月。妇科检查：阴道分泌物呈稀薄灰白色。镜检发现线索细胞，氨臭味试验阳性。最可能的诊断是
A. 滴虫阴道炎
B. 外阴阴道假丝酵母菌病
C. 细菌性阴道病
D. 支原体性阴道炎
E. 衣原体性阴道炎

93. 男，30岁。右小腿贯穿性枪伤。X线检查未发现骨折及异物残留。正确的处理是
A. 清创，开放引流3～5天，延期缝合
B. 清创，去除异物，缝合
C. 清创，切除周围皮肤3mm，缝合
D. 清创，充分引流，包扎伤口，直至愈合
E. 切开弹道全程，清创，缝合

94. 男，72岁。右手震颤伴动作缓慢6年，翻身困难1年，诊断为帕金森病。有青光眼和轻度肾功能不全病史，无消化性溃疡史。服用复方左旋多巴时症状改善明显，近1年来疗效减退，单剂疗效仅3小时。为改善症状，最适合增加的药物是
A. 溴隐亭
B. 金刚烷胺
C. 司来吉兰
D. 苯海索
E. 甲磺酸苯扎托品

95. 一新生儿，胎龄36周。生后3小时出现呼吸困难，青紫，伴呼气性呻吟、吸气性三凹征，呈进行性加重。双肺听诊呼吸音减低。诊断最大可能是
A. 羊水吸入性肺炎
B. 胎粪吸入性肺炎
C. 新生儿肺透明膜病
D. 产后感染性肺炎
E. 新生儿败血症

96. 男婴，5个月。生后牛乳喂养。突发四肢抽搐、面肌颤动、两眼上翻，持续数秒至数分钟后自然缓解。一天发作5～7次，每次缓解后一切活动正常。急诊处理应给予
A. 止惊药+钙剂
B. 止惊药+抗生素
C. 止惊药+维生素A
D. 止惊药+维生素C
E. 止惊药+脱水剂

97. 男，23岁。膀胱刺激征3年，抗炎治疗无效，且逐渐加重，有终末血尿和米汤尿，今日排尿20余次，考虑可能的疾病是
A. 慢性肾盂肾炎
B. 慢性前列腺炎
C. 膀胱结石
D. 肾结核
E. 膀胱肿瘤

98. 男，55 岁。有高血压病史，发病时先感右耳后疼痛，次日清晨洗脸、漱口时发现口水自右口角流出，左口角上牵，右眼睑闭合不完全，右额纹消失，最可能的诊断为

A. 右枕神经痛
B. 左特发性面神经麻痹
C. 右特发性面神经麻痹
D. 右三叉神经麻痹
E. 右中枢性面瘫

99. 女，22 岁。头晕、呕吐伴流涎半小时。1 小时前曾少量饮酒并进食较多凉拌蔬菜。查体：P 55 次/分，BP 100/70mmHg，神志清楚，皮肤潮湿，双瞳孔针尖样大小，双下肺可闻及湿啰音。最可能的诊断是

A. 亚硝酸盐中毒
B. 杀鼠药中毒
C. 吗啡中毒
D. 有机磷农药中毒
E. 酒精中毒

100. 男，14 岁。消瘦、低热、右髋痛，跛行步态，腹股沟及臀部可触及囊性肿物，“4”字试验阳性，其最可能的诊断是

A. 髋关节结核
B. 类风湿关节炎
C. 风湿性关节炎
D. 骨肿瘤
E. 髋关节脱位

101. 女，65 岁。反复腹痛伴停止排气排便 5 天，少尿 2 天。查体：T 37.8℃，P 111 次/分，R 22 次/分，BP 80/50 mmHg，全腹膨隆，全腹无压痛、反跳痛，未触及包块，肠鸣音减弱。电解质：K^+ 2.35mmol/L，Na^+ 137mmol/L，Cl^- 106mmol/L。以下治疗决策中正确的是

A. 静脉少量补充氯化钾溶液
B. 见尿后补钾
C. 静脉大量补充氯化钾溶液
D. 利尿后补钾
E. 口服补钾

102. 男孩，4 岁。低热，干咳，皮肤结节性红斑，疱疹性结膜炎，多发性一过性关节炎，颈淋巴结肿大。考虑最可能的疾病为

A. 风湿热
B. 黏膜皮肤淋巴结综合征（川崎病）
C. 类风湿关节炎
D. 原发型肺结核
E. 传染性单核细胞增多症

103. 女，38 岁。跳舞时突感剧烈头痛、呕吐。查体：脑膜刺激征阳性，无肢瘫。应首先做何种辅助检查来确定诊断

A. 脑电图
B. 脑超声血流
C. 脑动脉造影
D. 腰椎穿刺
E. 头颅 CT

104. 女，46 岁。近 20 天周身乏力，腹胀，食欲缺乏，尿色深如浓茶。实验室检查：谷丙转氨酶 126U/L，胆红素 48μmol/L。肝掌阳性，脾大。最可能

的诊断为

A. 急性黄疸型肝炎

B. 慢性肝炎

C. 肝衰竭

D. 胆囊炎

E. 淤胆型肝炎

105. 某患者，某日突然出现阵发性抽搐，表现意识丧失、眼球上窜、瞳孔散大、口唇青紫、全身抽搐，有舌咬伤、尿失禁，持续约 3 分钟。发作后入睡，意识清醒后对上述情况不能回忆。初步考虑为

A. 游离转换障碍痉挛发作

B. 杰克逊（Jackson）癫痫

C. 去大脑强直

D. 癫痫全面-强直阵挛发作

E. 帕金森病

106. 初孕妇，29 岁，妊娠 37 周。头痛 1 周，今晨喷射性呕吐 1 次，1 小时前突然抽搐并随即昏迷入院。查体：BP 180/120mmHg。尿蛋白（+++）。该患者最可能的诊断是

A. 子痫

B. 脑出血

C. 游离转换障碍

D. 癫痫

E. 脑血栓形成

107. 初产妇，25 岁。产程顺利，宫口开全 1 小时，胎头已拨露，胎心监护为早期减速，应采取的处理措施为

A. 产钳助产

B. 立即静脉推注 50% 葡萄糖溶液

C. 密切观察，待自然分娩

D. 立即剖宫产

E. 静脉滴注缩宫素

108. 患儿，2 岁。百日咳后持续发热半个月余，体温在 38℃ 左右。嗜睡，食欲缺乏，消瘦，近 1 周头痛、烦躁，时有呕吐。查体：心肺听诊无明显异常。肝肋下 1.0cm，颈强（±）；脑脊液：外观清，蛋白（+），细胞数 80×10^6/L，糖 2.4mmol/L，氯化物 105mmol/L。诊断最可能为

A. 百日咳合并脑炎

B. 中毒性脑病

C. 结核性脑膜炎

D. 病毒性脑膜炎

E. 化脓性脑膜炎

109. 女，43 岁。乏力、食欲缺乏、嗜睡 5 年，逐渐加重 2 年。20 年前产后大出血休克，昏迷 7 小时，产后闭经至今。具体治疗不详，近 3 年多中断治疗。首选的治疗药物是

A. 雌激素

B. 血管升压素

C. 左甲状腺素

D. 肾上腺皮质激素

E. 孕激素

110. 初产妇，32 岁。G_4P_0。妊娠 35 周，因阴道无痛性中等量流血 2 天入院。查体：P 72 次/分，BP 120/80mmHg。产科检查：子宫长度 33cm，无宫缩，头先露高浮，胎心率 150 次/分。该患者最可能的诊断是

A. 早产
B. 临产
C. 胎盘早剥
D. 宫颈炎
E. 前置胎盘

111. 男，40 岁。约 1 年时间孤僻、寡言，近期由于被上级批评后出现失眠，不上班并紧闭门窗，声称有人监视自己，在家中不敢谈话，说家中已被安装窃听器，公安局也要逮捕自己，不吃妻子做的饭食，认为妻子已同他人合伙在饭菜中放了毒药，因此殴打妻子。本病例最可能的诊断是
A. 精神分裂症紧张型
B. 精神分裂症偏执型
C. 抑郁症
D. 反应性精神病
E. 帕金森病

A_3/A_4 型选择题

答 题 说 明

以下提供若干个案例，每个案例下设若干道试题。请根据案例所提供的信息，在每一道试题下面的 A、B、C、D、E 五个备选答案中选择一个最佳答案。

（112～114 题共用题干）

女，34 岁。G_3P_0，妊娠 32 周。阴道少量流血 3 天，无腹痛，曾自然流产、过期流产各 1 次。入院检查：枕左前位，胎头浮，胎心好，耻骨联合上方可闻及胎盘杂音。

112. 最可能的诊断是
A. 先兆流产
B. 前置胎盘
C. 先兆早产
D. 胎盘早剥
E. 先兆子宫破裂

113. 为明确诊断，首选的辅助检查是
A. 肛门检查
B. 腹部 X 线平片
C. 腹部 B 超检查
D. 阴道内镜检查
E. 血常规及凝血功能检查

114. 此时，最恰当的处理是
A. 尽快剖宫产术
B. 卧床休息吸氧
C. 期待疗法
D. 确诊后即行人工破膜
E. 静脉滴注缩宫素

（115～117 题共用题干）

男婴，6 个月。呕吐、腹泻 3 天入院。呕吐，4～5 次/日，大便每天 10 余次，呈蛋花汤样，有腥臭味，尿量极少，皮肤弹性差，前囟、眼窝明显凹陷，四肢厥冷。大便镜检白细胞偶见。血清钠 135mmol/L。

115. 患儿腹泻最可能的诊断是
A. 白念珠菌肠炎

B. 金黄色葡萄球菌肠炎
C. 空肠弯曲菌肠炎
D. 产毒性大肠埃希菌肠炎
E. 难辨梭状芽孢杆菌肠炎

116. 该患儿脱水的程度和性质是
A. 重度高渗性脱水
B. 重度低渗性脱水
C. 重度等渗性脱水
D. 中度低渗性脱水
E. 中度等渗性脱水

117. 患儿需静脉补液治疗，首先应给予
A. 2∶1 等张含钠液 20ml/kg
B. 2∶1 等张含钠液 100～120ml/kg
C. 1/2 张含钠液 100～200ml/kg
D. 2/3 张含钠液 100～120ml/kg
E. 1/2 张含钠液 50～100ml/kg

(118～119 题共用题干)

女，30 岁。结婚 4 年不孕，近 3 年痛经且逐渐加重。查子宫后壁有 2 个触痛性硬韧结节，右侧附件区扪及鸭卵大、活动度不佳的囊性肿物，压痛不明显。

118. 本例右侧附件区囊性肿物最可能是
A. 卵巢滤泡囊肿
B. 卵巢黄体囊肿
C. 卵巢内膜异位囊肿
D. 输卵管卵巢囊肿
E. 皮样囊肿

119. 为进一步确诊，最有价值的辅助检查方法是
A. 血清糖类抗原 125（CA125）测定
B. 盆腔 B 超
C. 诊断性刮宫
D. 子宫输卵管碘油造影
E. 腹腔镜检查

(120～122 题共用题干)

男，58 岁。心悸、手抖 3 年，加重 1 个月。查体：P 110 次/分，BP 160/60mmHg，消瘦，皮肤潮湿，甲状腺可触及，可闻及血管杂音，颈静脉无怒张，心界不大，HR 134 次/分，律绝对不整，心音强弱不等，肺、腹（-），双下肢不肿。

120. 该患者最可能的病因是
A. 冠心病
B. 老年退行性心脏病
C. 扩张型心肌病
D. 高血压性心脏病
E. 甲亢性心脏病

121. 首选治疗方案应为
A. 抗甲状腺药物
B. 手术
C. 放射性碘
D. 先辅以药物治疗，病情有所控制后行放射性碘治疗
E. 先辅以药物治疗，病情有所控制后行手术治疗

122. 针对并发症应给予
A. 常规量洋地黄
B. β 受体阻断药
C. 小剂量洋地黄，酌情 β 受体阻断药
D. 胺碘酮
E. 洋地黄+胺碘酮

(123～124 题共用题干)

男，30 岁。平时性格拘谨认真，3 个月前开始见到刀具就担心会持刀伤害家人和自

己，为此不敢去厨房做家务，明知这种想法不合理，但无法控制自己，深感苦恼。

123. 最可能的诊断是
  A. 恐惧症
  B. 游离转换障碍
  C. 强迫症
  D. 精神障碍
  E. 躯体疾病

124. 关于患者的治疗，不正确的是
  A. 强迫观念为主者，药物治疗效果好
  B. 氯米帕明治疗强迫症的有效剂量是 150～250mg/d
  C. 选择性 5-羟色胺再摄取抑制药（SSRI）治疗强迫症的剂量和治疗抑郁症的剂量一样
  D. 暴露治疗是治疗强迫症的有效方法
  E. 对难治性强迫症，合用丙戊酸钠可能取得一定疗效

（125～126 题共用题干）

男孩，3 岁。近半年食欲缺乏，精神不集中，易疲乏，时而烦躁。有异食癖。查体：面色苍白，皮肤及唇、口腔黏膜苍白，肝、脾肋下 2 指。实验室检查：Hb 82g/L，RBC 3.4×10^{12}/L，平均红细胞体积（MCV）68fl，平均红细胞血红蛋白浓度（MCHC）0.25。

125. 最可能诊断是
  A. 生理性贫血
  B. 再生障碍性贫血
  C. 营养性缺铁性贫血
  D. 维生素 B_{12} 缺乏性贫血
  E. 叶酸缺乏性贫血

126. 为明确诊断，需进行的检查是
  A. 血清铁、总铁结合力、转铁蛋白饱和度
  B. 血清叶酸量测定
  C. 外周血涂片
  D. 血常规
  E. DNA 检测

（127～129 题共用题干）

男，18 岁。右膝上方肿痛 2 个月，持续性疼痛，逐渐加重，夜间尤重。检查见患者消瘦，右膝肿胀，皮温稍高，静脉怒张，关节活动受限。

127. 其诊断首先考虑为
  A. 骨髓炎
  B. 骨结核
  C. 风湿性关节炎
  D. 骨关节炎
  E. 骨肉瘤

128. 如果拍 X 线片，最可能表现为
  A. “磨砂玻璃”样改变
  B. “葱皮”样改变
  C. “肥皂泡”样改变
  D. 骨性突起带蒂状
  E. Codman 三角或“日光放射”样改变

129. 确定诊断后，下列治疗方法应采取的是
  A. 手术引流
  B. 病灶清除术
  C. 抗风湿药物治疗
  D. 关节融合术
  E. 根治性切除的保肢手术或截肢术

B_1 型选择题

答题说明

以下提供若干组试题，每组试题共用在试题前列出的 A、B、C、D、E 五个备选答案，请从中选择一个与问题关系最密切的答案。某个备选答案可能被选择一次、多次或不被选择。

（130 ~ 132 题共用备选答案）

A. 胎盘早剥和羊水栓塞
B. 双胎妊娠
C. 妊娠合并心脏病
D. 前置胎盘
E. 羊水过多

130. 产科领域容易致弥散性血管内凝血（DIC）的疾病是
131. 妊娠晚期无痛性阴道流血，应首先考虑为
132. 初孕妇，妊娠 29 周，晨醒发现阴道流血，量多、色鲜，伴心悸，考虑为

（133 ~ 134 题共用备选答案）

A. 唐氏综合征（21-三体综合征）
B. 软骨发育不良
C. 先天性甲状腺功能减退症
D. 维生素 D 缺乏病
E. 苯丙酮尿症

133. 女孩，2 岁。智能落后，表情呆滞，眼距宽，眼裂小，鼻梁低，口半张，舌伸出口外，皮肤细嫩，肌张力低下，右侧通贯手。此患儿最可能的诊断是
134. 男孩，1 岁。智能落后，表情呆滞，皮肤毛发色素减少，有癫痫样发作，尿有鼠尿气味。此患儿最可能的诊断是

（135 ~ 136 题共用备选答案）

A. 无痛性全程肉眼血尿
B. 终末血尿伴膀胱刺激征
C. 初始血尿
D. 疼痛伴血尿
E. 血红蛋白尿

135. 泌尿系统结核的血尿特点是
136. 泌尿系统肿瘤的血尿特点是

（137 ~ 138 题共用备选答案）

A. 肉制品、剩米饭
B. 鱼虾蟹贝类等
C. 禽蛋类
D. 面包、面条等食品
E. 臭豆腐、豆酱等

137. 沙门菌属食物中毒的好发食品是
138. 葡萄球菌食物中毒的好发食品是

（139 ~ 140 题共用备选答案）

A. 24 小时尿糖测定
B. 血糖测定
C. 糖化血红蛋白测定
D. 糖化血浆清蛋白测定
E. 胰岛素释放试验

139. 上述方法中，哪项是糖尿病诊断主要依据的检查
140. 上述方法中，哪项是常用于评价胰岛

B 细胞功能的检查

（141～142 题共用备选答案）

A. 抗核抗体检查
B. 类风湿因子测定
C. HLA-B27 阳性
D. Heberden 结节
E. 血尿酸升高

141. 90%强直性脊柱炎患者具有的特征为
142. 系统性红斑狼疮的筛选试验为

（143～145 题共用备选答案）

A. 头痛应用麦角胺后可缓解
B. 慢性进行性头痛伴剧烈呕吐
C. 头痛伴脑膜刺激征
D. 头痛伴癫痫发作
E. 头痛伴视力障碍

143. 脑膜炎表现为
144. 偏头痛表现为
145. 脑内寄生虫病表现为

（146～147 题共用备选答案）

A. 急性链球菌感染后肾小球肾炎
B. 原发性肾病综合征
C. 隐匿型肾小球肾炎
D. 急进性肾小球肾炎
E. 狼疮肾炎

146. 男，26 岁。急起血尿、少尿、水肿、高血压，肾功能急剧恶化。B 超示双肾增大。肾活检可见 70% 肾小球囊腔内有大新月体形成。考虑诊断为
147. 女，29 岁。体检发现尿蛋白（+），后多次复查尿常规示蛋白（+）。查体：无水肿，血压 120/80mmHg。B 超示双肾形态、大小正常。考虑诊断为

（148～150 题共用备选答案）

A. 重搏脉
B. 奇脉
C. 交替脉
D. 水冲脉
E. 短绌脉

148. 脉压增大时可出现
149. 左室功能不全可出现
150. 心脏压塞可出现

参考答案

1. A	2. A	3. A	4. B	5. B	6. C	7. C	8. B	9. A	10. C
11. C	12. C	13. E	14. B	15. B	16. D	17. D	18. B	19. A	20. A
21. E	22. C	23. D	24. B	25. A	26. E	27. C	28. D	29. B	30. D
31. D	32. B	33. A	34. E	35. D	36. C	37. A	38. E	39. E	40. E
41. B	42. C	43. A	44. E	45. B	46. C	47. A	48. B	49. B	50. E
51. C	52. E	53. D	54. B	55. C	56. C	57. D	58. A	59. B	60. A
61. B	62. B	63. E	64. E	65. A	66. C	67. B	68. C	69. C	70. A
71. A	72. A	73. D	74. C	75. C	76. C	77. A	78. C	79. C	80. E

81. D	82. A	83. D	84. B	85. D	86. B	87. B	88. D	89. E	90. E
91. B	92. C	93. A	94. C	95. C	96. A	97. D	98. C	99. D	100. A
101. B	102. D	103. E	104. B	105. D	106. A	107. C	108. C	109. D	110. E
111. B	112. B	113. C	114. C	115. D	116. C	117. A	118. C	119. E	120. E
121. D	122. C	123. C	124. C	125. C	126. A	127. E	128. E	129. E	130. A
131. D	132. D	133. A	134. E	135. B	136. A	137. C	138. A	139. B	140. E
141. C	142. A	143. C	144. A	145. D	146. D	147. C	148. D	149. C	150. B

210-1

2024全国临床执业助理医师资格考试模拟试卷（二）

（医学综合笔试部分）

第一单元

考试日期：20××年×月×日

考试时间：9：00～11：00

考生姓名：________

准考证号：________

考 场 号：________

中国协和医科大学出版社

北 京

A_1 型选择题

答题说明

每一道试题下面有 A、B、C、D、E 五个备选答案，请从中选择一个最佳答案。

1. 为保障公民临床急救用血的需要，国家提倡并指导择期手术的患者
A. 率先献血
B. 互助献血
C. 自愿献血
D. 同型输血
E. 自身储血

2. 以下可以确定上消化道出血诊断的是
A. 便秘伴少量鲜血便
B. 腹泻伴脓血便
C. 呕血及黑粪
D. 贫血及氮质血症
E. 果酱样粪便

3. 消化性溃疡患者胃酸分泌增多，为减少患者胃酸分泌，下列哪种治疗无效
A. M 受体阻断药
B. H_1 受体阻断药
C. 高位迷走神经切断
D. 促胃液素受体阻断药
E. 质子泵抑制药

4. 下列肝癌的临床表现中，提示属晚期的表现是
A. 腹胀
B. 肝区疼痛
C. 食欲缺乏
D. 肝区肿块
E. 乏力

5. 流行病学中与发病相关的常用指标除了发病率外还包括
A. 死亡率、续发率
B. 死亡率、流行率
C. 死亡率、病死率
D. 病死率、流行率
E. 罹患率、患病率

6. 五行特性中，何曰“润下”
A. 木
B. 火
C. 土
D. 金
E. 水

7. 在治疗肺炎链球菌肺炎使用青霉素时，错误的方法是
A. 一般患者每次肌内注射 80 万单位，每 8 小时 1 次
B. 每日剂量 800 万单位，加在 50ml 液体中缓慢静脉滴注
C. 病情稍重者可每日剂量 800 万单位，分 3 次静脉滴注
D. 需要早期应用
E. 对青霉素过敏者不可使用此药

8. 肺的静态顺应性越大，表示

A. 肺的弹性阻力大，肺扩张程度小
B. 肺的弹性阻力小，肺扩张程度小
C. 肺的非弹性阻力大，肺扩张程度大
D. 肺的弹性阻力小，肺扩张程度大
E. 肺的非弹性阻力与肺扩张程度无变化

9. 进食海产品引起的食物中毒常见的病原体是
A. 副溶血性弧菌
B. 真菌
C. 沙门菌
D. 葡萄球菌
E. 肺炎链球菌

10. 肝硬化特征性病理表现是
A. 肝细胞坏死
B. 假小叶形成
C. 炎症细胞浸润
D. 肝细胞浊肿变形
E. 小胆管增生

11. 下列疾病不属于胃癌癌前病变的是
A. 胃息肉
B. 胃溃疡
C. 胃酸缺乏症
D. 萎缩性胃炎
E. 胃黏膜脱垂

12. 下列关于胃排空的叙述，正确的是
A. 食物入胃后30分钟开始
B. 大块食物排空快于小颗粒食物
C. 糖类最快，蛋白质最慢
D. 高渗溶液快于等渗溶液
E. 混合食物完全排空需4～6小时

13. 作为一种心理测验，罗夏测验作用的方法是
A. 投射法
B. 问卷法
C. 作业法
D. 观察法
E. 会谈法

14. 治疗呼吸衰竭时，为建立通畅的气道应采取以下措施，除了
A. 给予祛痰药促进排痰
B. 给予可待因镇咳
C. 给予支气管扩张药
D. 必要时做气管插管吸痰
E. 必要时做气管切开吸痰

15. 肺结核大咯血抢救时需特别注意的是
A. 血压监测
B. 测定出凝血时间，预防 DIC
C. 慎用镇咳、镇静药
D. 保持呼吸道通畅
E. 患侧卧位

16. 与慢性胃炎和消化性溃疡有密切关系的病原菌为
A. 空肠弯曲菌
B. 幽门螺杆菌
C. 胎儿弯曲菌
D. 鼠伤寒沙门菌
E. 副溶血性弧菌

17. 亚急性感染性心内膜炎正确的抗菌治疗原则是
A. 早期应用，连续留取数次血培养后立即使用静脉滴注抗生素
B. 口服抗生素
C. 大剂量、短疗程用药

D. 根据体温变化间断给药
E. 药物敏感试验结果回报前首选庆大霉素静脉滴注

18. 吸入性肺脓肿多发生于右肺，最主要的原因是
A. 右主支气管较细
B. 右主支气管斜行
C. 右主支气管陡直，较粗大
D. 右主支气管周围淋巴结多
E. 右主支气管较长

19. 急性普通型病毒性肝炎，其坏死病变主要为
A. 点状坏死
B. 桥接坏死
C. 碎片状坏死
D. 大片坏死
E. 灶性坏死

20. 治疗强心苷中毒引起的房室传导阻滞或窦性心动过缓最好选用
A. 异丙肾上腺素
B. 阿托品
C. 苯妥英钠
D. 氨茶碱
E. 麻黄碱

21. 心理活动或意识对一定对象的指向或集中的现象是
A. 注意
B. 人格
C. 记忆
D. 情感
E. 想象

22. 右心衰竭和心包积液最可靠的鉴别点是
A. 静脉压增高
B. 肝颈静脉回流征阳性
C. 大量腹腔积液
D. 奇脉
E. 全心扩大

23. 关于结核性胸膜炎，下列说法错误的是
A. 胸腔积液性质为渗出液
B. 胸部 X 线片肺内均有活动性肺结核病灶
C. 胸腔积液涂片检查结核分枝杆菌可阴性
D. 胸腔积液可以呈血性液体
E. 胸腔积液结核分枝杆菌培养可阴性

24. 临床试验中的双盲法是指
A. 仅研究对象不知道分组情况和接受的治疗措施
B. 仅观察者不知道分组情况和接受的治疗措施
C. 研究对象与分析者均不知道分组情况和接受的治疗措施
D. 观察者与研究对象均不知道分组情况和接受的治疗措施
E. 观察者与分析者均不知道分组情况和接受的治疗措施

25. 宫颈癌最常见的转移途径是
A. 直接蔓延
B. 宫颈旁淋巴结
C. 腹腔淋巴结
D. 血管
E. 跳跃转移

26. 异丙肾上腺素的作用有
A. 收缩血管、舒张支气管、增加组织耗氧量
B. 收缩血管、舒张支气管、降低组织耗氧量
C. 舒张血管、舒张支气管、增加组织耗氧量
D. 舒张血管、舒张支气管、降低组织耗氧量
E. 舒张血管、收缩支气管、降低组织耗氧量

27. 反应肝硬化肝脏合成功能减退的指标是
A. 清蛋白
B. 谷丙转氨酶
C. 乳酸脱氢酶
D. γ-谷氨酰转肽酶
E. 碱性磷酸酶

28. 艾滋病患者中，最常见的恶性肿瘤是
A. 霍奇金淋巴瘤
B. 非霍奇金淋巴瘤
C. 卡波西肉瘤
D. 宫颈癌
E. 肺癌

29. 下列哪一反应步骤是底物水平磷酸化产生 ATP 的反应
A. 琥珀酰辅酶 A→琥珀酸
B. 琥珀酸→延胡索酸
C. 苹果酸→草酰乙酸
D. α-酮戊二酸→琥珀酰 CoA
E. 乳酸→丙酮酸

30. 下列属于酸性氨基酸的是
A. 苯丙氨酸
B. 苏氨酸
C. 半胱氨酸
D. 谷氨酸
E. 组氨酸

31. 下列不属于维系蛋白质三级结构的化学键是
A. 盐键
B. 氢键
C. 范德瓦耳斯力
D. 肽键
E. 疏水键

32. 睾丸间质细胞的主要生理功能是
A. 营养和支持生殖细菌
B. 产生精子
C. 分泌雄激素
D. 促进精子成熟
E. 起血睾屏障作用

33. 评估呼吸气流是否受限最常用的指标是
A. 残气量/肺总量（RV/TLC）
B. FEV_1% 预计值
C. 峰流速（PEF）
D. FEV_1/FVC
E. 用力肺活量（FVC）

34. 维系 mRNA 稳定性的主要结构是
A. 内含子
B. 双螺旋结构
C. 多聚腺苷酸尾巴
D. 三叶草结构
E. 茎环结构

35. 关于肺癌的转移方式，正确的说法是
A. 鳞癌血行转移出现早

B. 肺泡细胞癌早期发生血行、淋巴转移
C. 腺癌早期发生淋巴转移，血行转移较晚
D. 未分化癌早期出现血行、淋巴转移
E. 淋巴转移只发生在肺癌同侧

36. 慢性病防治的基本原则不包括
A. 高危人群为主
B. 三级预防并重
C. 生命全程预防
D. 以社区和家庭为基础
E. 以健康教育和健康促进为主要手段

37. 正常成人的血液总量约相当于体重的
A. 8%
B. 15%
C. 20%
D. 60%
E. 40%

38. 一种比较持久、微弱、具有渲染性的情绪状态是
A. 心境
B. 激情
C. 心情
D. 热情
E. 应激

39. 关于下肢静脉血栓形成的非手术治疗，描述错误的是
A. 卧床休息，抬高患肢，适当使用利尿药，以减轻肢体肿胀
B. 溶栓
C. 抗凝
D. 可长期使用肝素治疗
E. 使用抗血小板药能扩充血容量、稀释血液、降低黏稠度

40. 对反流性食管炎治疗作用最强的药物是
A. 法莫替丁
B. 奥美拉唑
C. 硫糖铝
D. 米索前列醇
E. 枸橼酸铋钾

41. 可选择放射性核素治疗的疾病是
A. 原发性甲状腺功能减退症
B. 原发性甲状旁腺功能亢进症
C. 原发性甲状腺功能亢进症
D. 特发性中枢性尿崩症
E. 肾上腺皮质功能减退症

42. 药品上市许可持有人、药品生产企业、药品经营企业或者医疗机构在药品购销中给予、收受回扣或者其他不正当利益，可依法对其给予吊销药品批准证明文件、药品生产许可证、药品经营许可证处罚的机关是
A. 卫生行政部门
B. 药品监督管理部门
C. 工商行政管理部门
D. 公安部门
E. 中医药管理部门

43. 医疗侵权赔偿责任中，医疗过错的认定标准是
A. 未尽到分级诊疗义务
B. 未尽到先行垫付义务
C. 未尽到健康教育义务
D. 未尽到主动协商义务
E. 未尽到与当时的医疗水平相应的诊疗义务

44. 属于二次污染的是
A. CO_2
B. 甲基汞
C. CO
D. SO_2
E. 有机磷农药

45. 胃次全切除术后数个月或数年后可发生的并发症为
A. 腹泻
B. 碱性反流性胃炎
C. 出血
D. 穿孔
E. 吻合口溃疡

46. 可将肝外组织胆固醇转运至肝的主要脂蛋白是
A. LDL
B. CM
C. HDL
D. IDL
E. VLDL

47. 人体内维生素 D 的活性形式是
A. 25-OH-D_3
B. 1, 25-$(OH)_2$-D_3
C. 24, 25-$(OH)_2$-D_3
D. 1, 24, 25-$(OH)_3$-D_3
E. 1-OH-D_3

48. 人生会遇到无数应激源的作用，只有那些对人有意义的刺激物才能引起心理应激反应，这些事物是否对人有意义，很大程度上取决于
A. 应激源的强度
B. 应激源的性质
C. 应激源的数量
D. 人的认知评价
E. 人的智力水平

49. 下列药物属于胃黏膜保护剂的是
A. 奥美拉唑
B. 雷尼替丁
C. 阿托品
D. 硫糖铝
E. 西咪替丁

50. 酶的催化高效性，是因为酶
A. 能升高反应的活化能
B. 能降低反应的活化能
C. 能启动热力学不能发生的反应
D. 可改变反应的平衡点
E. 对作用物（底物）的选择性

51. 脊髓前角 α 运动神经元传出冲动增加使
A. 梭内肌收缩
B. 梭外肌收缩
C. 腱器官传入冲动减少
D. 肌梭传入冲动增加
E. 梭内肌与梭外肌都收缩

52. 引起变态反应的主要血液成分是
A. 红细胞
B. 血浆
C. 淋巴细胞
D. 血小板
E. 中性粒细胞

53. 肺结核患者大咯血时应采取哪种体位
A. 患侧卧位
B. 健侧卧位
C. 坐位
D. 俯卧位
E. 仰卧位

54. 最有助于诊断感染性心内膜炎的辅助检查是
A. 胸部 X 线摄片
B. 心电图
C. 超声心动图
D. 心血管造影
E. 心脏 CT

55. 有关胆囊结石，不恰当的是
A. 可导致胆囊积脓
B. 可继发感染，引起急性胆囊炎
C. 可导致急性化脓性胆管炎和全身感染
D. 较大结石比小结石更易引起临床症状
E. 静止性胆囊结石可以不做处理，随访即可

56. 有助于诊断肝性脑病的血液实验室检查指标是
A. 球蛋白
B. 谷丙转氨酶
C. 清蛋白
D. 血小板计数
E. 血氨

57. 下述哪些情况不适合闭式引流术
A. 开放性或张力性气胸
B. 剖胸手术
C. 反复胸膜腔穿刺后肺脏仍不复张
D. 凝固性血胸
E. 需要使用机械通气的气胸

58. 右上腹突然剧烈痛伴黄疸、发热，见于
A. 急性胆囊炎
B. 慢性胆囊炎
C. 胃溃疡活动
D. 胃溃疡穿孔
E. 慢性胰腺炎

59. QRS 主波方向呈交替变换的室速称
A. 单形性室速
B. 双向性室速
C. 阵发性室速
D. 心室夺获
E. 室性融合波

60. 肾炎患者出现蛋白尿是由于
A. 肾小球滤过率增高
B. 肾血浆流量增大
C. 血浆蛋白浓度高
D. 肾小球滤过膜面积增大
E. 滤过膜上带负电的糖蛋白减少或消失

61. 梗阻性肥厚型心肌病心脏杂音的特点是
A. 剧烈运动时减弱
B. 下蹲位增强
C. 服用利尿药可减弱
D. 含服硝酸甘油后增强
E. 服用 β 受体阻断药后增强

62. 肠梗阻手术适应证是
A. 麻痹性肠梗阻
B. 蛔虫或粪块阻塞性肠梗阻
C. 单纯粘连性早期梗阻
D. 各种类型绞窄性肠梗阻
E. 肠道炎性不全梗阻

A_2 型选择题

答 题 说 明

每一道试题是以一个小案例出现的，其下面都有 A、B、C、D、E 五个备选答案，请从中选择一个最佳答案。

63. 女，45 岁。突发右上腹及心窝部刀割样绞痛伴阵发性加剧 1 天，发病后 12 小时寒战、高热、巩膜黄染，体格检查：体温 38.5℃，脉搏 90 次/分，血压 120/75 mmHg，剑突偏右侧深压痛，右上腹部轻度肌紧张。血白细胞计数 14×10^9/L，血清总胆红素 30μmol/L，尿胆原（-），尿胆素（++）。应诊断为
A. 溃疡病穿孔
B. 急性胰腺炎
C. 急性胆囊炎
D. 胆总管结石急性发作
E. 高位阑尾炎

64. 男，35 岁。3 天前受凉后感头痛、畏寒，继而高热、咳嗽、咳铁锈色痰，左侧胸痛，气急不能平卧，X 线检查示左肺可见大片阴影，应诊断为
A. 肺转移瘤
B. 肺出血肾炎综合征
C. 肺癌继发感染
D. 大叶性肺炎
E. 支气管扩张症

65. 男，45 岁。上腹隐痛，便潜血阳性。钡餐 X 线检查见胃窦小弯侧黏膜纹理紊乱，胃壁僵直。首先考虑
A. 慢性胃炎
B. 胃溃疡
C. 胃癌
D. 胃淋巴肉瘤
E. 萎缩性胃炎

66. 男，65 岁。反复反酸，胃灼热、上腹胀 4 年，加重 1 个月。胃镜检查：食管下段见 3 条纵行黏膜破损，相互融合。目前最主要的治疗药物是
A. 硫糖铝
B. 西咪替丁
C. 铝碳酸镁
D. 奥美拉唑
E. 枸橼酸铋钾

67. 女孩，12 岁。主因发热、膝关节红肿、疼痛及心悸入院。实验室检查：血液 ASO 滴度升高、红细胞沉降率加快。患者发病前 20 天曾患急性扁桃体炎。该患者现在可能患
A. 上呼吸道感染
B. 类风湿关节炎
C. 风湿病
D. 慢性风湿性心脏瓣膜病
E. 先天性心脏病

68. 男，38 岁。平素身体健康，饮酒后 4 小时出现上腹持续疼痛，14 小时后出现呼

吸困难。呼吸 40 次/分。最可能的诊断是

A. 急性胃炎
B. 大叶性肺炎
C. 急性肠梗阻
D. 急性水肿型胰腺炎
E. 急性出血坏死型胰腺炎

69. 女，20 岁。劳累后心悸、气短 5 年。体格检查：心尖部有抬举感，BP 120/50mmHg，肱动脉可闻及枪击音，股动脉处可闻及杜柔双重音。X 线片示左房、左室大。最可能的诊断是

A. 风湿性心脏病，二尖瓣狭窄
B. 风湿性心脏病，二尖瓣狭窄合并关闭不全
C. 风湿性心脏病，二尖瓣狭窄合并主动脉瓣关闭不全
D. 风湿性心脏病，主动脉瓣关闭不全
E. 扩张型心肌病

70. 男，50 岁。甲亢患者，甲状腺Ⅱ度肿大，有心房颤动。经丙硫氧嘧啶治疗 3 个月后，甲状腺未缩小，房颤未消失。此患者的治疗应

A. 继续原有治疗
B. 继续原治疗加普萘洛尔
C. 继续原治疗加地高辛
D. 改用放射性 ^{131}I 治疗
E. 改用手术治疗

71. 男，30 岁。3 年来间断性上腹痛，多在春秋发作。近 10 天又有上腹痛，晨呕血 400ml，排柏油样便 4 次，自觉头晕、心悸。查体：BP 98/68mmHg，心率 108 次/分，肝、脾未触及。HBsAg（+）。可能的诊断为

A. 肝硬化食管静脉曲张破裂出血
B. 消化性溃疡出血
C. 急性胃黏膜损伤
D. 食管贲门黏膜撕裂症
E. 胃癌出血

72. 男，28 岁。呕吐、腹胀 3 天，胡言乱语 1 天。查体：巩膜明显黄染，肝浊音界缩小。丙氨酸转氨酶（ALT）520U/L，总胆红素（TBil）215μmol/L，直接胆红素（DBil）138μmol/L。其典型的肝脏病理改变主要是

A. 肝细胞脂肪变性
B. 汇管区纤维化
C. 多个小叶或大块肝细胞坏死
D. 淤血性改变
E. 汇管区中性粒细胞浸润

73. 男孩，3 岁。皮肤出现鳞屑样炎症，伴有湿疹，经实验检查血中二十碳三烯酸与二十碳四烯酸比值增高。该患儿最可能是

A. 必需氨基酸不足
B. 维生素 A 缺乏
C. 维生素 PP 缺乏
D. 必需脂肪酸缺乏
E. 维生素 C 缺乏

74. 120 名高血压患者接受某种药物治疗，2 个月后有 80 名患者血压明显下降，对此，下列说法正确的为

A. 该药物无降压效果
B. 样本量小，尚不能做结论
C. 该药物降压效果明显

D. 未设对照组，无法做结论
E. 观察时间短，疗效可疑

75. 女，32 岁。患扩张型心肌病多年，长期服用地高辛维持量 0.25mg/d。近日感冒后呼吸困难加重，改用地高辛 0.5mg/d，共 8 天。入院心电图出现频发室性期前收缩二联律。应采取的措施是
A. 增加地高辛剂量
B. 地高辛改为 0.25mg，1 次/日
C. 维持地高辛用量，静脉滴注氯化钾
D. 停用地高辛，查血钾浓度，加用利多卡因静脉滴注
E. 减少地高辛用量，0.125mg/d

76. 患者仰卧在躺椅上畅所欲言，治疗者在倾听和释问中解释患者的潜意识、情绪或幼年的特殊生活事件的方法，称为
A. 梦的分析
B. 自由联想
C. 系统脱敏
D. 厌恶疗法
E. 生物反馈

77. 男，32 岁。低热伴下腹痛 1 个月，大便每日 3 次，黄稀便，无脓血。腹部 B 超显示右下腹部肠壁增厚。对诊断最有意义的检查是
A. 结肠 X 线钡餐造影
B. 腹部 X 线平片
C. 腹部 CT
D. 结肠镜
E. 腹腔镜

78. 女，55 岁。10 年来主要因丈夫有外遇，夫妻感情不佳，总想离婚，但又舍不得孩子，怕丢面子。来到心理咨询门诊，想问心理咨询师，离婚好还是不离婚好。此时心理咨询师最应注意采用的原则是
A. 回避原则
B. 中立原则
C. 耐心原则
D. 综合原则
E. 灵活原则

79. 男，67 岁。咳嗽、咳痰 20 年，加重伴气短 1 周。查体：T 36.8℃，双肺呼吸音减弱，语音震颤减弱，叩诊呈过清音。该患者最可能的诊断是
A. 支气管哮喘
B. 心力衰竭
C. 气胸
D. 支气管扩张症
E. 慢性阻塞性肺疾病

80. 男，32 岁。起病时即表现为肾炎综合征，血清补体降低，此型肾炎属于
A. 弥漫性毛细血管内增生性肾小球肾炎
B. 膜增生性肾小球肾炎
C. 膜性肾小球肾炎
D. IgA 肾病
E. 弥漫性硬化性肾小球肾炎

81. 男，45 岁。疲乏、贫血 4 个月入院。既往有乙型肝炎病史 10 年。查体：睑结膜略苍白，腹软，可见腹壁静脉曲张，肝肋下未触及，脾大，移动性浊音阳性。血小板计数 50×10^9/L。血小板减少最可能的原因是
A. 营养不良

B. 溶血
C. 骨髓抑制
D. 脾功能亢进
E. 出血

82. 某患者因肺部感染入院，经多种抗菌药物治疗效果不明显。主治医师刘某值夜班时发现患者病情危重，需要使用特殊使用级抗菌药物治疗。依照《抗菌药物临床使用管理办法》规定，刘某越级使用了抗菌药物，应在用药的同时详细记录用药指征，并在规定时限内补办越级使用抗菌药物的必要手续。该时限是
A. 2 小时
B. 3 小时
C. 6 小时
D. 12 小时
E. 24 小时

83. 女，45 岁。间断发作心悸、大汗、手抖 6 个月余。发作时伴饥饿感，无黑矇、眩晕等。查体：血压 140/90mmHg，睑结膜无苍白，心率 88 次/分，心律齐。发作时测血压与平素无明显变化。其心悸反复发作最可能的病因是
A. 贫血
B. 室间隔缺损
C. 低血糖症
D. 急性心肌炎
E. 甲状腺功能亢进症

84. 男，26 岁。明显的“三多一少”症状已 10 年，经胰岛素治疗，症状时轻时重，有明显的低血糖症状，近 2 个月眼睑及下肢水肿，乏力，腰痛。考虑诊断为
A. 糖尿病肾病
B. 肾动脉硬化
C. 肾盂肾炎
D. 肾炎
E. 胰岛素副作用

85. 女，55 岁。患高血压 23 年，3 年前患急性前壁心肌梗死。门诊测血压 145/70mmHg，心率 106 次/分。该患者最适宜的降压药是
A. 普萘洛尔
B. 吲达帕胺
C. 硝苯地平
D. 维拉帕米
E. 硝酸甘油

86. 男，48 岁，某单位职工。平时性情怪异，与同事相处甚难，某同事想让其就诊心理咨询，但该职工坚决反对，心理医师也不主张这样的人来门诊治疗，这是因为心理治疗具有
A. 学习性
B. 自主性
C. 实效性
D. 应用性
E. 操作性

87. 为了解某城市女婴出生体重的情况，随机得到该市区 120 名新生女婴的平均体重为 3. 10kg，标准差为 0. 50kg；其中有 10 名新生女婴的出生体重低于 2. 5kg。用公式 $3.10\pm1.96\times0.50$ 计算得到的区间，可以解释为
A. 该市 95% 的女婴出生体重在此范围内
B. 该市 95% 的女婴平均出生体重在此

范围内

C. 该市女婴出生体重在此范围内的可能性为95%

D. 95%的可能性认为此范围包含了该市女婴的出生体重

E. 此范围包含该市女婴平均出生体重，但可信的程度为95%

88. 男，65岁。急性广泛前壁心肌梗死患者，间歇房颤病史8年。出院前超声心动图检查发现左室附壁血栓，血栓附着部位向外扩张，呈矛盾运动。最可能的原因是

A. 心房颤动

B. 室壁瘤形成

C. 心力衰竭

D. 与卧床有关

E. 抗凝治疗不足

89. 女，28岁。发热伴鼻出血4天。查体：全身淋巴结肿大，皮肤散在出血斑，肝肋下2cm，脾肋下3cm。辅助检查：血红蛋白80g/L。白细胞计数 $12\times10^9/L$，血小板计数 $40\times10^9/L$。骨髓增生活跃，原始细胞占比0.80，过氧化物酶染色阴性，非特异性酯酶阴性。首选的治疗方案为

A. HA

B. DA

C. VP

D. CHOP

E. MOPP

90. 在突发公共卫生事件应急处理工作中，有关单位和个人不配合有关专业技术人员调查、采样、技术分析和检验的，对有关责任人给予

A. 警告

B. 吊销执照

C. 降级或者撤职的纪律处分

D. 行政处分或者纪律处分

E. 追究刑事责任

91. 女，38岁。洗澡时发现右侧乳房外上象限有一肿物，触之较硬，活动性尚好，近1周肿块生长较快，手术后病理组织学检查：瘤细胞呈实体团块，尚见不典型腺腔，瘤细胞异型性明显，瘤细胞与间质的数量大致相等。最可能的病理诊断是

A. 乳腺黏液癌

B. 乳腺单纯癌

C. 乳腺不典型髓样癌

D. 乳腺浸润性小叶癌

E. 乳腺导管内癌

92. 男，65岁。近2年来活动时气喘。查体：BP 130/50mmHg，胸骨左肋第3肋间可闻及舒张早期叹气样杂音。与上述心脏病变相关的体征为

A. 尤尔特（Ewart）征

B. 心尖部开瓣音

C. 奥斯汀·弗林特（Austin Flint）杂音

D. 格雷厄姆·斯蒂尔（Graham Steell）杂音

E. 奇脉

93. 男，43岁。反复上腹疼痛、嗳气3年。无其他不适。查体：上腹轻压痛。胃镜：胃窦黏膜光滑，散在条状、片状红斑。最可能的诊断为

A. 十二指肠溃疡

B. 慢性萎缩性胃炎
C. 胃溃疡
D. 慢性非萎缩性胃炎
E. 十二指肠球炎

94. 男，73 岁。因脑梗死住院治疗 1 个月，病情基本稳定。3 天前受凉后出现发热，咳嗽，咳红色胶冻状黏痰。查体：T 38.7℃，呼吸急促，口唇发绀，右上肺叩诊浊音，可闻及支气管呼吸音和少量湿啰音。胸部 X 线片示右上肺大片状阴影，其中可见多个空洞。该患者最可能的诊断是
A. 真菌性肺炎
B. 肺炎链球菌肺炎
C. 肺炎克雷伯菌肺炎
D. 干酪性肺炎
E. 厌氧性肺炎

95. 女，55 岁。右下腹隐痛 5 个月，近 3 个月乏力、消瘦，常有低热。查体：结膜苍白，右侧腹部 5cm×3cm 肿块。实验室检查：血红蛋白 95g/L。为明确诊断，最有意义的检查方法是
A. 直肠指诊
B. 动脉造影
C. X 线钡剂灌肠
D. 纤维结肠镜
E. X 线气钡造影

96. 女，42 岁。近 1 个月大便次数增多，有肛门坠胀感及里急后重，大便变细，常有黏液血便，经抗生素治疗症状可缓解，但不久又复发，且呈进行性加重。首先应进行的检查是
A. 直肠指诊
B. 钡灌肠检查
C. 腹部 CT
D. 直肠（乙状结肠）镜检
E. MRI

97. 男，70 岁。因乏力、厌食、体重减轻半年入院。查体：右侧腹部可触及大小约 8cm×5cm 的肿块。血常规：血红蛋白 72g/L。该患者最可能的诊断是
A. 乙状结肠癌
B. 升结肠癌
C. 阑尾类癌
D. 横结肠癌
E. 降结肠癌

98. 男，68 岁。刺激性咳嗽 2 个月，发现痰中带血 1 周。胸部 X 线片检查提示右肺上叶团块影，大小约 4cm×3cm，有分叶。最可能的诊断是
A. 错构瘤
B. 炎性假瘤
C. 支气管肺癌
D. 肺转移癌
E. 肺结核

99. 女，44 岁。患有风湿性二尖瓣狭窄，近 1 月呼吸困难不能平卧，间断自服氨茶碱，近日呼吸困难较前减轻，但自觉上腹部胀满，出现颈静脉怒张、肝大、下肢水肿，心率 124 次/分。该患者呼吸困难减轻的最主要原因是
A. 氨茶碱治疗有效
B. 二尖瓣狭窄的程度减轻
C. 在原有左心衰竭的基础上又发生右心衰竭
D. 合并二尖瓣关闭不全

E. 合并主动脉瓣病变

100. 男，62 岁。患心肌梗死 2 年，心前区可听到收缩期喀喇音及收缩晚期吹风样杂音，可能是
A. 心肌硬化
B. 二尖瓣脱垂
C. 室间隔穿孔
D. 二尖瓣相对关闭不全
E. 左房黏液瘤

101. 女，70 岁。胸痛 14 小时入院，诊断为急性心肌梗死。住院第 4 天患者突感喘憋，症状迅速加重。查体：P 120 次/分，BP 85/50mmHg，面色发灰，口唇发绀，大汗淋漓，双肺可闻及较多湿啰音，心尖部闻及新出现的 3/6 级收缩期吹风样杂音。该患者喘憋最可能的原因是
A. 气胸
B. 感染性心内膜炎
C. 肺栓塞
D. 乳头肌断裂
E. 肺炎

102. 男，72 岁。慢性阻塞性肺疾病、慢性肺源性心脏病心功能失代偿期。查体：意识清楚，颈静脉怒张，双肺呼吸音低，心率 95 次/分，律齐，心脏各瓣膜区未闻及杂音，双下肢明显水肿。给予呋塞米利尿治疗改善心功能时，应特别注意复查的项目是
A. 血电解质
B. D-二聚体
C. 动脉血气分析
D. 超声心动图
E. 心电图

103. 男，28 岁。急性化脓性阑尾炎接受阑尾切除术后 5 小时，再次出现腹痛，伴烦躁、焦虑。查体：T 37.8℃，P 130 次/分，BP 80/60mmHg，面色苍白，皮肤湿冷，双肺呼吸音清，未闻及啰音，腹胀，全腹轻度压痛，轻度肌紧张，未闻及肠鸣音。该患者首先要注意的危急情况是
A. 术后出血
B. 肠瘘
C. 粘连性肠梗阻
D. 盆腔脓肿
E. 切口裂开

104. 男，67 岁。反复咳嗽、咳痰 30 年，加重 1 周。体格检查：双肺可闻及干湿啰音。动脉血气分析示 pH 7.21，$PaCO_2$ 75mmHg，PaO_2 50mmHg，HCO_3^- 9.6mmol/L。其酸碱平衡失调的类型是
A. 代谢性碱中毒
B. 代谢性酸中毒
C. 呼吸性酸中毒合并代谢性酸中毒
D. 呼吸性酸中毒
E. 呼吸性酸中毒合并代谢性碱中毒

105. 男，56 岁。2 年来间断出现活动时胸闷，休息后可缓解，近 4 个月无胸闷发作。查体：BP 120/80mmHg，心率 72 次/分，心脏各瓣膜区未闻及杂音。最有助于明确诊断的检查是
A. 心电图运动负荷试验
B. 动态心电图

C. 放射性核素静态心肌显像
D. 胸部 X 线片
E. 超声心动图

106. 女，76 岁。1 小时前被家属发现意识不清急送入院。有慢性阻塞性肺疾病病史 20 年，近 1 周嗜睡。查体：BP 150/90mmHg，昏迷，球结膜水肿，口唇发绀，双下肺可闻及湿啰音。该患者最可能的诊断是
A. 左心衰竭
B. 肺性脑病
C. 感染中毒性脑病
D. 脑梗死
E. 电解质紊乱

107. 男，50 岁。肝炎肝硬化 10 年。门腔静脉分流术后 3 年。睡眠倒错、计算能力下降 2 天，该患者不宜进食的食物种类是
A. 淀粉类食物
B. 高纤维素食物
C. 低脂饮食
D. 高维生素食物
E. 高蛋白饮食

108. 女，50 岁。原发性高血压 5 年，空腹血糖 7.0mmol/L，尿蛋白（+++）。该患者首选的降压药应为
A. 利尿药
B. β 受体阻断药
C. 钙通道阻滞药
D. α 受体阻断药
E. 血管紧张素转换酶抑制药

109. 男，52 岁。因关节痛服用“镇痛药”1 个月，近日出现上腹部疼痛、反酸。有胃溃疡病史。查体：腹软，上腹部压痛。首选的治疗药物是
A. 氢氧化铝
B. 法莫替丁
C. 奥美拉唑
D. 枸橼酸铋钾
E. 多潘立酮

110. 女，22 岁。右侧胸痛、低热、盗汗 1 周来院门诊。查体：T 38.0℃，右侧呼吸运动减弱，语颤减弱，呼吸音减弱。最可能的诊断是
A. 右肺肺癌
B. 右肺结核
C. 右侧胸腔积液
D. 右侧大叶性肺炎
E. 右侧结核性胸膜炎

111. 男孩，7 岁。6 小时前由载货车上跌下，伤后即有呼吸困难并逐渐加重。入院查体：脉搏 130 次/分，血压 80/50mmHg，呼吸 22 次/分，颜面发绀，吸气性呼吸困难，颈、上胸部有皮下气肿，气管向左移位，右侧呼吸音消失。诊断首先考虑为
A. 多根多处肋骨骨折
B. 血胸
C. 心脏压塞
D. 开放性气胸
E. 张力性气胸

112. 男，26 岁。2 小时前突然出现上腹部刀割样疼痛，迅速波及全腹。查体：全腹压痛、反跳痛、肌紧张，肝浊音界消失，肠鸣音消失。应诊断为
A. 胆囊穿孔并腹膜炎

B. 胃十二指肠溃疡穿孔并腹膜炎
C. 阑尾穿孔并腹膜炎
D. 重症胰腺炎
E. 急性肠梗阻

113. 男，45 岁。餐后上腹胀满，恶心、呕吐，上腹部隆起 2 周。3 个月前有跌跤致上腹部触及台阶史。查体：一般情况好，上腹正中膨隆，可触及一 15cm×12cm 略呈椭圆形、稍具囊性的肿块，轻度压痛。X 线钡餐透视见胃及横结肠均向下移位。诊断首先考虑
A. 肝囊肿
B. 肠系膜囊肿
C. 腹膜后囊肿
D. 胰腺假性囊肿
E. 胆总管囊肿

114. 男，69 岁。反复咳嗽、咳痰、喘息 20 年，加重 2 周，嗜睡 1 周。无发热、咯血。既往吸烟 30 年，每日约 1 包。查体：T 36.8℃，BP 160/95mmHg，昏睡状，口唇发绀，颈静脉充盈，肝颈静脉回流征阳性，双肺可闻及哮鸣音和细湿啰音，心率 130 次/分，$P_2>A_2$，双下肢水肿，病理征（-）。该患者肺动脉高压形成的最主要机制是
A. 肺小动脉结构重塑
B. 肺毛细血管静水压升高
C. 原位血栓形成
D. 血红蛋白浓度升高
E. 缺氧、CO_2 潴留致血管收缩

115. 女，36 岁。患风湿性心脏病 10 年，近来心悸、胸部闷痛、气短、下肢水肿、尿少。数分钟前突然晕倒，意识丧失，皮肤苍白，唇发绀，大动脉搏动摸不到，呼吸停止。其原因最可能是
A. 脑栓塞
B. 急性左心衰竭
C. 癫痫大发作
D. 心搏骤停
E. 急性右心衰竭

116. 男，41 岁。低热、乏力伴腹胀 2 个月。查体：腹部膨隆，腹壁柔韧感，有压痛和轻反跳痛，移动性浊音阳性。腹水为渗出液。为明确诊断，最有价值的检查是
A. 腹部 B 超
B. 胃肠道钡剂检查
C. MRI
D. 腹水细菌培养
E. 腹腔镜检查

A_3/A_4 型选择题

答题说明

以下提供若干个案例，每个案例下设若干道试题。请根据案例所提供的信息，在每一道试题下面的 A、B、C、D、E 五个备选答案中选择一个最佳答案。

（117～119 题共用题干）

初孕妇，妊娠 38 周，头痛、视物模糊 1 周，血压 160/110mmHg，尿蛋白 5g/24h，尿雌三醇 5.9mg/24h，胎心监护结果示胎心晚期减速。

117. 应诊断为
A. 妊娠期高血压疾病
B. 子痫前期
C. 子痫
D. 妊娠合并肝炎
E. 妊娠合并慢性肾炎

118. 此时恰当处理是
A. 改善胎盘功能，维持妊娠
B. 治疗妊娠期高血压疾病，症状好转后剖宫产
C. 治疗妊娠期高血压疾病，同时立即剖宫产
D. 缩宫素引产
E. 治疗妊娠期高血压疾病，待病情好转后引产

119. 此病最易合并
A. 前置胎盘
B. 阴道静脉曲张破裂
C. 帆状胎盘前置血管破裂
D. 宫颈息肉
E. 胎盘早剥

（120～121 题共用题干）

男，68 岁。咳嗽 20 天，胸闷、气促 1 周。20 天前受凉后干咳，无发热、咯血，自服“板蓝根、头孢菌素及咳嗽糖浆”，咳嗽稍有减轻，近 1 周出现胸闷、气促，不能平卧。体格检查：T 37.2℃，P 96 次/分，R 20 次/分，BP 140/80mmHg，右中下肺语音震颤减弱，叩诊呈浊音，呼吸音减弱，心率 100 次/分，心律齐，腹软，肝、脾肋下未触及。

120. 该患者最可能的诊断是
A. 胸腔积液
B. 支气管哮喘
C. 气胸
D. 心力衰竭
E. 肺结核

121. 为明确诊断，应首选的检查是
A. 超声心动图
B. 胸部 MRI
C. 心电图
D. 胸部 B 超
E. 胸部 CT

（122～124 题共用题干）

男，60 岁。因胃溃疡合并多次大出血，行胃次全切除术，该患者术后 5 天出现黑粪。

122. 最可能的原因是

A. 小弯侧关闭止血不确切
B. 吻合口出血
C. 吻合口部分黏膜坏死脱落
D. 复发
E. 术后胃内残端出血

123. 术后10天，已进流质饮食，突然出现呕吐，禁食后症状好转。钡餐检查见输出段有较长狭窄，形似漏斗。该患者可选择的治疗措施不包括
A. 胃肠减压
B. 输血
C. 应用皮质激素
D. 肌内注射新斯的明
E. 即刻手术

124. 该患者术后可能出现的营养性并发症不包括
A. 体重减轻
B. 溶血性贫血
C. 腹泻
D. 脂肪泻
E. 骨病

（125～126题共用题干）

男，67岁。1年来日常活动时即感胸闷，2天前突发夜间阵发性呼吸困难，伴咳粉红色泡沫样痰。查体：BP 110/80mmHg，心尖冲动呈抬举样，胸骨右缘第二肋间可闻及4/6级收缩期喷射样杂音，向颈部传导，双肺可闻及散在细湿啰音。

125. 对明确诊断最有帮助的检查是
A. 心电图
B. 胸部CT
C. 胸部X线片
D. 超声心动图
E. 心电图运动负荷试验

126. 最恰当的治疗措施是
A. 静脉滴注大剂量抗生素
B. 皮下注射低分子量肝素
C. 暂不处理，密切随访
D. 口服血管紧张素转换酶抑制药
E. 尽早外科手术

（127～129题共用题干）

男，30岁。右腹股沟可变性肿块2年，半年前因工作劳累，自觉右下腹股沟处痛，5天前发现肿块呈鹅卵大小，手压后可消失，站立位时明显，用力能推入阴囊。手压后当患者直立或咳嗽时，肿块不再出现，当将手指移去，则肿块由外上向内下鼓出。

127. 主要考虑为
A. 肠梗阻
B. 脂肪瘤
C. 腹股沟疝
D. 鞘膜积液
E. 隐睾

128. 如何判断其是否绞窄
A. 肠壁动脉血流障碍
B. 肠壁静脉回流受阻
C. 包块内有渗液积聚
D. 包块迅速增大
E. 发生急性机械性肠梗阻

129. 其最常见的内容物为
A. 小肠
B. 大网膜
C. 乙状结肠和膀胱
D. 盲肠、阑尾和膀胱
E. 乙状结肠和盲肠

B_1 型选择题

答题说明

以下提供若干组试题，每组试题共用在试题前列出的 A、B、C、D、E 五个备选答案，请从中选择一个与问题关系最密切的答案。某个备选答案可能被选择一次、多次或不被选择。

（130～131 题共用备选答案）

A. 对心肌有奎尼丁样作用
B. 使突触间隙的 Na^+浓度下降
C. 阻断中枢 5-羟色胺（5-HT）受体
D. 阻断 D_1、D_2 受体
E. 增强 γ-氨基丁酸（GABA）能神经传递和突触抑制

130. 丙米嗪作用特点为
131. 氯丙嗪作用机制为

（132～133 题共用备选答案）

A. 肺部体征出现较早，易引起肺脓肿、肺大疱
B. 体温一般不高，喘憋为主，肺部听诊有哮鸣音
C. 多为稽留热，肺部体征出现晚
D. 嗜酸性粒细胞计数增高
E. X 线检查示肺部片状阴影，呈云雾状或游走性

132. 金黄色葡萄球菌肺炎的主要临床特点是
133. 腺病毒肺炎可出现

（134～135 题共用备选答案）

A. 组氨酸
B. α-酮戊二酸
C. 谷氨酸
D. 天冬氨酸
E. 酪氨酸

134. 在氨基酸联合脱氨基作用中，起递氨作用的是
135. 脱羧后能生成 γ-氨基丁酸的是

（136～137 题共用备选答案）

A. 普萘洛尔
B. 去甲肾上腺素
C. 左旋多巴
D. 酚妥拉明
E. 肾上腺素

136. 能减弱心肌收缩力并减慢心率的药物是
137. 由交感缩血管神经末梢释放的主要神经递质是

（138～140 题共用备选答案）

A. 实际有病，试验阴性
B. 实际无病，试验阳性
C. 实际有病，试验阳性
D. 实际无病，试验阴性
E. 试验阳性，实际有病的可能

138. 漏诊率为
139. 灵敏度为
140. 阳性预测值为

（141～142 题共用备选答案）

A. 患者的权利
B. 患者的义务

C. 医师的权利

D. 医师的义务

E. 患者和医师共同的义务

141. 详细向患者讲清配合治疗的必要性，以获得患者与医师的合作是

142. 患者对经治医师不满意时，可以重新选择医师属于

（143～144 题共用备选答案）

A. 肠激酶

B. 胰脂肪酶

C. 胰蛋白酶

D. 胃蛋白酶

E. 淀粉酶

143. 与初始激活胰蛋白酶原相关的消化酶是

144. 与激活糜蛋白酶原相关的消化酶是

（145～147 题共用备选答案）

A. 心尖区舒张中晚期隆隆样杂音

B. 心尖区粗糙的全收缩期吹风样杂音

C. 胸骨左缘第 3 肋间舒张早期叹气样杂音

D. 胸骨右缘第 2 肋间 3 级以上收缩期喷射样杂音

E. 胸骨左缘第 3～4 肋间粗糙的收缩期喷射样杂音

145. 主动脉瓣狭窄会出现

146. 梗阻性肥厚型心肌病会出现

147. 二尖瓣关闭不全会出现

（148～150 题共用备选答案）

A. 十二指肠溃疡

B. 肠结核

C. Crohn 病

D. 溃疡性结肠炎

E. 结肠癌

下列各例的诊断最可能是

148. 男，35 岁。低热、右下腹痛、腹泻伴黏液便 8 个月，消瘦、贫血。右下腹压痛。红细胞沉降率 34mm/h。钡剂检查：回肠末段有三段肠壁僵硬、狭窄，皱襞粗乱，有卵石样充盈缺损及线样征。考虑诊断为

149. 女，34 岁。低热、右下腹痛、腹泻 5 个月。有时腹泻、便秘交替。消瘦、贫血。红细胞沉降率 40mm/h。钡餐检查：回盲部黏膜粗乱，充盈不佳，呈跳跃征。考虑诊断为

150. 男，24 岁。下腹痛、腹泻、黏液血便 4 个月，贫血。红细胞沉降率 30mm/h。钡剂灌肠检查左侧结肠缩短，结肠袋消失，呈铅管样。考虑诊断为

参考答案

1. E	2. C	3. B	4. D	5. E	6. E	7. B	8. D	9. A	10. B
11. E	12. E	13. A	14. B	15. D	16. B	17. A	18. C	19. A	20. B
21. A	22. D	23. B	24. D	25. A	26. C	27. A	28. C	29. A	30. D
31. D	32. C	33. D	34. C	35. D	36. A	37. A	38. A	39. D	40. B
41. C	42. B	43. E	44. B	45. B	46. C	47. B	48. D	49. D	50. B
51. B	52. B	53. A	54. C	55. D	56. E	57. D	58. A	59. B	60. E

61. D	62. D	63. D	64. D	65. C	66. D	67. C	68. E	69. D	70. D
71. B	72. C	73. D	74. D	75. D	76. B	77. D	78. B	79. E	80. B
81. D	82. E	83. E	84. A	85. A	86. B	87. E	88. B	89. C	90. D
91. B	92. C	93. D	94. C	95. D	96. A	97. B	98. C	99. C	100. B
101. D	102. A	103. A	104. C	105. A	106. B	107. E	108. E	109. C	110. E
111. E	112. B	113. D	114. E	115. D	116. D	117. B	118. C	119. E	120. A
121. D	122. C	123. E	124. B	125. D	126. E	127. C	128. A	129. A	130. A
131. D	132. A	133. C	134. B	135. C	136. A	137. B	138. A	139. C	140. E
141. D	142. A	143. A	144. C	145. D	146. E	147. B	148. C	149. B	150. D

210-2

2024 全国临床执业助理医师资格考试模拟试卷（二）

（医学综合笔试部分）

第二单元

考试日期：20××年×月×日

考试时间：13：00～15：30

考生姓名：________

准考证号：________

考 场 号：________

中国协和医科大学出版社

北 京

A_1 型选择题

答题说明

每一道试题下面有 A、B、C、D、E 五个备选答案，请从中选择一个最佳答案。

1. 类风湿关节炎的临床特点不包括
   A. 类风湿因子常阳性
   B. 晨僵持续时间大于 1 小时
   C. 非甾体抗炎药能改善关节疼痛
   D. 反复发作虹膜睫状体炎
   E. 多关节、小关节受累

2. 关于手外伤的术后处理，不正确的是
   A. 抬高患肢防止肿胀
   B. 注射破伤风抗毒血清
   C. 将桡骨茎突部的敷料剪开
   D. 术后用石膏托将手固定于伸直位
   E. 包扎时用纱布隔开手指同时露出指尖

3. 预后最好的乳腺癌病理类型是
   A. 硬癌
   B. 单纯癌
   C. 导管内癌
   D. 黏液腺癌
   E. 髓样癌

4. 观察下肢深静脉血栓形成病程变化及治疗效果最常选用的检查是
   A. MRI
   B. 静脉造影
   C. CT
   D. 多普勒超声
   E. X 线平片

5. 骨髓中不出现幼红细胞的疾病是
   A. 溶血性贫血
   B. 急性失血后贫血
   C. 骨髓纤维化
   D. 低增生性白血病
   E. 急性再生障碍性贫血

6. 可经过肠道传播的传染病是
   A. 丁型病毒性肝炎
   B. 血吸虫病
   C. 伤寒
   D. 斑疹伤寒
   E. 钩端螺旋体病

7. 潜伏性感染与病原携带状态的主要区别在于
   A. 病原体在人体内存留时间短
   B. 病原体长期潜伏，当人体防御功能减弱时，可引起疾病
   C. 病原体不排出体外
   D. 无明显临床症状而携带病原体
   E. 病原体侵入人体后，机体免疫功能足以将病原体局限化而不出现临床症状

8. 疑为垂体腺瘤时，定位诊断首选
   A. 脑电图
   B. CT
   C. MRI
   D. 放射性核素扫描

E. 脑脊液检查

9. 预防甲状腺功能减退症患者发生黏液性水肿昏迷的关键是
A. 坚持甲状腺素替代治疗
B. 水摄入量不宜过多
C. 禁用镇静、安眠药
D. 增强免疫力
E. 避免过度劳累

10. 有机磷农药引起中毒的机制是
A. 直接激动胆碱受体
B. 持久地抑制腺苷环化酶
C. 持久地抑制磷酸二酯酶
D. 持久地抑制胆碱酯酶
E. 持久地抑制单胺氧化酶

11. 下列疾病中，最易合并疖病的是
A. 消化性溃疡
B. 门静脉高压症
C. 肝炎
D. 胃癌
E. 糖尿病

12. 与活动有关的血尿和腰腹疼痛，考虑诊断为
A. 急性阑尾炎
B. 急性肾盂肾炎
C. 上尿路结石
D. 肾癌
E. 膀胱癌

13. Na^+通过离子通道的跨膜转运过程属于
A. 单纯扩散
B. 易化扩散
C. 主动转运
D. 继发主动转运
E. 出胞作用或者入胞作用

14. 关于难治性肾病综合征的治疗，不予考虑的药物是
A. 甲泼尼龙
B. 环孢素
C. 环磷酰胺
D. 硫唑嘌呤
E. 氟尿嘧啶

15. 急性硬脑膜外血肿，最具特征性的表现是
A. 中间清醒期
B. 双侧瞳孔不对称
C. 颅骨骨折线跨过脑膜中动脉沟
D. 进行性意识障碍
E. 对侧肢体偏瘫

16. 肠道营养并发症与输入速度及溶液浓度有关的是
A. 误吸
B. 腹胀、腹泻
C. 肠炎
D. 肠道细菌移位
E. 感染

17. 妊娠期高血压疾病的基本病变为
A. 慢性弥散性血管内凝血
B. 肾素-血管紧张素-前列腺素系统平衡失调
C. 血液高度浓缩
D. 水钠严重潴留
E. 全身小动脉痉挛

18. 区分1型和2型糖尿病最有意义的检查是
A. 血浆胰岛素水平测定
B. 糖化血红蛋白测定
C. 口服葡萄糖耐量试验
D. 血酮体水平测定
E. 糖尿病相关抗体测定

19. 咽结合膜热的常见病原体为
A. EB病毒
B. 呼吸道合胞病毒
C. 流感病毒
D. 腺病毒
E. 柯萨奇病毒

20. 不用于检测排卵功能的是
A. 月经周期前半期子宫内膜活检
B. B超检测卵巢排卵
C. 肾上腺功能检测
D. 月经周期后半期宫颈黏液检查
E. 基础体温测定

21. 在月经周期中，形成雌激素分泌第二个高峰的直接原因是
A. 卵泡刺激素分泌增加
B. 黄体生成素分泌增加
C. 雌激素的正反馈作用
D. 雌激素的负反馈作用减弱
E. 孕激素的正反馈作用

22. 有助于鉴别肾盂肾炎与膀胱炎的尿液检查是
A. 白细胞计数
B. 尿培养
C. 蛋白定量
D. 红细胞计数
E. 白细胞管型

23. 关于思维障碍的诊断意义，以下哪项是错误的
A. 在意识清晰状态下出现联想松散、思维破裂、思维中断等常指向精神分裂症
B. 在意识不清晰的状况下常出现思维结构方面的障碍
C. 慢性的脑器质性精神病常出现病理性赘述
D. 联想加速，思维奔逸主要见于躁狂症患者
E. 思维贫乏和思维迟缓主要见于精神分裂症患者

24. 车祸致右上肢皮肤撕脱伤行清创术后5天，创面皮肤发黑坏死，出现铜绿假单胞菌感染，下列哪种处理方法是错误的
A. 4%硼酸溶液清洗
B. 1%苯氧乙醇湿敷
C. 3%冰醋酸清洗
D. 10%醋酸磺胺米隆湿敷
E. 10%硝酸银清洗

25. 老年人继发性肾病综合征常见的原因是
A. 乙型肝炎病毒相关性肾炎
B. 慢性肾盂肾炎
C. 过敏性紫癜肾病
D. 轻链沉积病
E. 糖尿病肾病

26. 以下哪种说法错误
A. 桡神经损伤——腕下垂

B. 正中神经损伤——“猿”手
C. 尺神经损伤——爪形手
D. 肘关节后脱位——成角畸形
E. 科利斯（Colles）骨折——“餐叉”样畸形

27. 关于自知力的描述，正确的是
A. 自知力可用于判断精神疾病的严重程度
B. 重度精神病患者都没有自知力
C. 自知力是对自己行为的控制能力
D. 游离转换障碍患者都有自知力
E. 精神病性症状完全缓解后自知力就会完全恢复

28. 可在新生儿期进行筛查的疾病是
A. 先天性巨结肠
B. 癫痫
C. 唐氏综合征
D. 黏多糖贮积症
E. 先天性甲状腺功能减退症，苯丙酮尿症

29. 第一次接种麻腮风疫苗的时间是
A. 生后 2 个月
B. 生后 4 个月
C. 生后 8 个月
D. 4 岁时加强 1 次
E. 8 岁时加强 1 次

30. 新生儿阿普加（Apgar）评分指标不包括
A. 心率
B. 体温
C. 呼吸
D. 肌张力
E. 皮肤颜色

31. 特发性面神经麻痹的治疗原则不包括
A. 早期手术治疗
B. 改善局部血液循环
C. 减轻面神经水肿
D. 促进炎症消退
E. 促进神经功能恢复

32. 产后出血是指在胎儿娩出后 24 小时内阴道流血量超过
A. 700ml
B. 600ml
C. 500ml
D. 400ml
E. 300ml

33. 强直性脊柱炎的 X 线表现是
A. 骨膜反应
B. 骨端膨胀呈肥皂泡样
C. “葱皮样”改变
D. 脊椎“竹节样”改变
E. 死骨形成并有包壳

34. 骨盆骨折最易损伤尿道哪部分
A. 阴茎部
B. 球部
C. 膜部
D. 前列腺部
E. 膀胱颈部

35. 基础代谢率是以每小时下列哪一项为单位计算的产热量
A. 体重

B. 身高
C. 年龄
D. 体表面积
E. 环境温度

36. 颅内压增高时不正确的处理是
A. 应用脱水剂
B. 高位灌肠
C. 密切观察生命体征
D. 轻泻剂疏通大便
E. 适当限制每日的液体摄入量

37. 尿毒症患者肌酐清除率在 10ml/min 以下时，最理想的治疗方法是
A. 纠正贫血
B. 纠正酸中毒
C. 利尿
D. 透析
E. 肾移植

38. 有关子宫峡部形态学特征的描述，正确的是
A. 上端为组织学内口
B. 非妊娠期时，长度约为 1cm
C. 为子宫较宽的部分
D. 下端为解剖学内口
E. 临产后形成子宫下段达脐平

39. 关于急性脊髓炎的护理，哪项不正确
A. 压疮的防治
B. 排尿障碍的处理
C. 防止呼吸道感染
D. 肢体保持足下垂位
E. 泌尿道感染的预防

40. 遗忘综合征的三大特点是
A. 记忆障碍、幻觉、定向障碍
B. 记忆障碍、虚构、定向障碍
C. 谵妄、虚构、定向障碍
D. 幻觉、虚构、定向障碍
E. 谵妄、幻觉、记忆障碍

41. 急进性肾小球肾炎的主要诊断依据是
A. 大量蛋白尿
B. 进行性的肾功能恶化
C. 持续性发热
D. 贫血
E. 肾活检

42. 下列不符合正常胎盘剥离情况的是
A. 子宫体变硬呈球形
B. 宫底向上升达脐上
C. 阴道口外露脐带自行延长
D. 向下压迫宫底，脐带延长
E. 在耻骨联合上方轻压子宫下段，脐带不回缩

43. 维生素 D 缺乏性佝偻病患儿颅骨软化多发生于
A. <6 个月
B. 6 ~ 12 个月
C. 1 ~ 2 岁
D. >2 岁
E. <3 个月

44. 行胃大部切除的患者不会发生的功能变化是
A. 维生素 B_{12} 的吸收减少
B. 食物蛋白的消化减弱
C. 胃蛋白酶原的分泌减少

D. 胰液中 HCO_3^- 的分泌减少
E. 铁的吸收减少

45. 围生期国内普遍采用的定义是指
A. 胎龄 27 周至出生时
B. 胎龄 27 周至生后 1 周
C. 胎龄 28 周至生后 1 周
D. 胎龄 30 周至生后 2 周
E. 胎龄 36 周至生后 4 周

46. 蛋白质-热能营养不良患儿皮下脂肪逐渐减少或消失，首先累及的部位是
A. 四肢
B. 臀部
C. 腹部
D. 胸部
E. 面颊部

47. 关于桡骨头半脱位时的复位手法，正确的是
A. 屈肘 90°，前臂旋前、旋后
B. 将患肢抬起，使肘关节置于半屈曲位，沿前臂方向做持续牵引
C. 屈肘约 50°，前臂中位站立，沿前臂纵轴牵引
D. Hippocrates 法复位
E. Allis 法复位

48. 皮疹在腋窝、肘窝、腹股沟处密集，可有皮下出血点形成紫红色帕氏线的，见于
A. 猩红热
B. 水痘
C. 麻疹
D. 幼儿急疹
E. 风疹

49. 关于小儿语言发育的三个阶段，正确的顺序是
A. 发音、理解、表达
B. 表达、理解、发音
C. 理解、表达、发音
D. 听觉、发音、理解
E. 模仿、表达、理解

50. 不属于肱骨髁上骨折的临床表现是
A. 肘部疼痛肿胀
B. 肘部皮下瘀斑
C. 肘后三角异常
D. 手部皮肤苍白、皮温较低
E. 前臂缺血性肌坏死

51. 结合自己的经验并以概念的形式反映事物特征，属于
A. 知觉的多维性
B. 知觉的整体性
C. 知觉的恒常性
D. 知觉的理解性
E. 知觉的选择性

52. 甲亢治疗时粒细胞减少多见于
A. 复方碘溶液治疗
B. 放射性核素 ^{131}I 治疗
C. 抗甲状腺药物治疗
D. 甲状腺次全切除术
E. 放疗

53. 随境转移主要见于
A. 精神分裂症
B. 适应障碍
C. 躁狂症
D. 脑器质性精神障碍
E. 精神发育迟滞

54. 下列慢性胃炎的病理改变，属于癌前病变的是
A. 肠上皮化生
B. 假幽门腺化生
C. 黏膜重度萎缩，腺体减少
D. 重度不典型增生
E. 淋巴滤泡增生

55. 关于外科重症患者肠外营养的叙述，不正确的是
A. 任何原因导致胃肠道不能用，应选择肠外营养支持
B. 应加强胰岛素治疗，维持血糖≤8.3mmol/L，并避免低血糖
C. 经中心静脉途径首选股静脉
D. 全胃肠外营养患者应早期补充药理剂量谷氨酰胺
E. 一旦胃肠可以使用，应尽早向肠内营养过渡

56. 淋球菌性尿道炎的确诊方法是
A. 淋病奈瑟球菌涂片及培养检查
B. 尿常规
C. 聚合酶链反应（PCR）
D. 淋病奈瑟球菌抗原检测
E. 血常规

57. 若人工流产术中突然出现头晕、胸闷、血压下降、脉搏变慢，应首先考虑
A. 子宫穿孔
B. 人工流产综合征
C. 术中出血
D. 羊水栓塞
E. 空气栓塞

58. 子宫肌瘤红色样变常发生在
A. 绝经后期
B. 围绝经期
C. 妊娠期
D. 生育期
E. 青春期

A_2 型选择题

答题说明

每一道试题是以一个小案例出现的，其下面都有 A、B、C、D、E 五个备选答案，请从中选择一个最佳答案。

59. 男，36 岁。1 个月前右肾区疼痛，近半个月肾区胀痛。尿常规：白细胞 2~3 个/高倍视野，红细胞 5~10 个/高倍视野。腹部平片可见右输尿管中段高密度阴影 1.0mm。静脉尿路造影（IVU）可见右肾轻度积水，输尿管上段轻度扩张。其理想的治疗方法为
A. 肾切除术
B. 套石术
C. 输尿管切开取石
D. 体外震波碎石
E. 药物排石

60. 男，31 岁。右大腿刀刺伤 19 小时，刀

口处红肿，有渗出液。目前最适当的治疗措施是

A. 清创缝合
B. 抗生素治疗
C. 口服药物
D. 清理伤口后换药
E. 局部固定

61. 男，34 岁。患肾病综合征，入院治疗期间突感右下肢疼痛、发凉。查体：右足背动脉搏动触不清，足趾皮肤发绀。首先考虑出现的并发症是

A. 下尿路感染
B. 急性肾衰竭
C. 心源性休克
D. 右下肢静脉血栓
E. 右下肢动脉栓塞

62. 初产妇，从分娩后第 2 天起，持续 3 天体温在 37.5℃左右，子宫收缩好，无压痛，会阴伤口红肿、疼痛，恶露淡红色，无臭味，双乳软，无硬结。发热的原因最可能是

A. 会阴伤口感染
B. 乳腺炎
C. 产褥感染
D. 上呼吸道感染
E. 乳头皲裂

63. 男，21 岁。右侧颞部受击伤后昏迷 30 分钟，清醒 5 小时后又转入昏迷，伴右侧瞳孔散大，左侧肢体瘫痪。首先考虑的诊断是

A. 右侧急性硬脑膜外血肿
B. 右侧急性硬脑膜下积液
C. 脑干损伤
D. 右侧脑挫伤
E. 左侧脑内血肿

64. 女，17 岁。疲乏无力、心烦易怒、怕热多汗半年。易饿、体重下降 11kg，月经量减少，经期仅 1 ~ 2 天。查体：BP 140/70mmHg，皮肤微潮，手有细颤，轻微突眼，甲状腺Ⅰ度弥漫性肿大，质软，无触痛。该患者最可能的诊断是

A. 亚急性甲状腺炎
B. 糖尿病
C. 单纯性甲状腺肿
D. 自主神经功能紊乱
E. 格雷夫斯（Graves）病

65. 女，55 岁。突发右上腹痛伴高热 18 小时。既往胆总管结石 2 年。查体：T 39.4℃，P 124 次/分，BP 60/40mmHg，一般情况差，皮肤巩膜黄染，四肢湿冷，心肺（-），右上腹压痛、反跳痛，肌紧张（+），墨菲（Murphy）征（+）。首选的治疗方案是

A. 紧急胆囊造瘘引流
B. 抗休克治疗观察
C. 大剂量广谱抗生素治疗，观察
D. 紧急胆管减压，T 管引流
E. 紧急行胆囊切除术

66. 男孩，10 岁。右股骨下端疼痛伴高热 2 天，疑诊为急性血源性骨髓炎。临床最有力的证据是

A. 右股骨下端皮温增高
B. 右股骨干骺端骨膜下穿刺有脓液
C. 右股骨下端肿胀，膝关节屈伸受限

D. 局部血管充盈怒张

E. 右膝关节浆液性渗出

67. 已婚妇女，26 岁。月经规律，停经数天，今晨出现一侧下腹痛伴肛门坠胀感。查体：BP 90/60mmHg。该患者此时有诊断价值的体征是

A. 子宫稍大变软

B. 腹肌紧张

C. 宫颈举痛，后穹隆饱满

D. 双合诊黑加征（+）

E. 腹部移动性浊音（-）

68. 女，27 岁。有不洁性交史。查体：外阴有一硬结节状物。荧光密螺旋体抗体吸收试验阳性。应选择的治疗措施是

A. 静脉滴注甲硝唑

B. 肌内注射青霉素

C. 口服多西环素

D. 口服阿莫西林

E. 口服红霉素

69. 女，28 岁。停经 5 个月余，阴道分泌物增多伴外阴瘙痒 3 天。妇科检查：胎动(+)，外阴阴道充血，阴道内大量白色块状分泌物。最可能的致病原因为

A. 经性交感染

B. 阴道组织内糖原增加，酸度增高

C. 经公共浴室、坐便器感染

D. 污染的器械敷料间接感染

E. 雌激素低下

70. 女，29 岁。近 3 个月中度发热，全身肌痛，四肢关节肿痛，口腔溃疡。尿常规示红细胞（+），蛋白（++）。免疫学检查最可能出现的抗体是

A. 抗核抗体

B. 类风湿因子

C. 抗 Scl-70 抗体

D. 抗结核抗体

E. 抗中性粒细胞胞质抗体

71. 初孕妇，23 岁，妊娠 38 周。规律宫缩 10 小时就诊。查体：胎心率 136 次/分，宫口开大 8cm，胎头+2，胎膜未破。正确的处理措施是

A. 人工破膜并注射缩宫素

B. 5 单位的缩宫素静脉滴注

C. 立刻行剖宫产术

D. 继续观察产程

E. 100mg 哌替啶静脉注射

72. 女，27 岁，初次妊娠妇女。既往有风湿性心脏病、二尖瓣狭窄病史 8 年。平时不用药，登三楼无明显不适。妊娠 5 个月起活动时常有轻度心悸、气促。现孕 38 周，因心悸、咳嗽、夜间不能平卧、心功能Ⅲ级而急诊入院。在制订治疗计划时，最恰当的方案是

A. 纠正心力衰竭，等待自然临产

B. 积极控制心力衰竭，同时行剖宫产术

C. 积极控制心力衰竭，同时行引产术

D. 积极控制心力衰竭后终止妊娠

E. 适量应用抗生素后继续妊娠

73. 男，70 岁。肝炎病史 16 年，近 2 个月来食欲缺乏、消瘦，肝区疼痛。查体：轻度黄疸，面部有蜘蛛痣，腹膨隆，肝肋下 4cm，质硬、压痛，脾肋下 3cm，

移动性浊音阳性。临床上应首先考虑的是

A. 肝硬化
B. 慢性肝炎
C. 原发性肝癌
D. 继发性肝癌
E. 结核性腹膜炎

74. 女，60 岁。双下肢水肿 2 周。既往原发性高血压病史 10 年，平时血压 140/90mmHg；糖尿病病史 3 年。双侧眼底出血。辅助检查：尿蛋白 3.8g/d，尿红细胞 3 ~ 5 个/高倍视野，血清蛋白 29g/L，空腹 Glu 8.5mmol/L，Scr 198μmol/L。以下最支持糖尿病肾病诊断的是

A. 空腹血糖高
B. 眼底出血
C. 水肿
D. 血肌酐升高
E. 糖尿病病史 3 年

75. 女，48 岁。发热伴对称性多关节肿痛、晨僵 3 个月。检查：抗核抗体（ANA）低效价阳性，类风湿因子（RF）（+），IgG 和补体升高。最可能的诊断是

A. 多肌炎
B. 系统性红斑狼疮
C. 类风湿关节炎
D. 干燥综合征
E. 混合性结缔组织病

76. 男孩，2 岁。出生时正常，母乳喂养，半年后头发变黄、肤色变白。现不会独站，不会行走，有时发生抽搐，肌张力增高。为协助诊断，应选择的检查是

A. 染色体核型分析
B. 血 T_3、T_4、TSH 测定
C. 血钙测定
D. 尿三氯化铁试验
E. 脑电图检查

77. 男孩，7 岁。右足底被锈铁钉刺伤 10 天，出现张口困难，继之出现苦笑面容，角弓反张，声响及触碰患者可诱发上述症状，神志清楚，无发热。该病致病菌属于

A. 革兰阴性大肠埃希菌
B. 革兰阴性厌氧拟杆菌
C. 革兰阴性变形杆菌
D. 革兰阳性厌氧芽孢杆菌
E. 革兰阳性梭状芽孢杆菌

78. 男，32 岁。车祸致头部及左大腿外伤。检查见意识清楚，左大腿中段异常活动。X 线片示股骨干骨折，足背及胫后动脉搏动细弱。首选的治疗方案是

A. 垂直悬吊牵引
B. 持续骨牵引复位
C. 切开复位内固定
D. 手法复位夹板固定
E. 手法复位石膏外固定

79. 女，28 岁。足月产后 5 天，下腹疼痛 3 天，发热 1 天。阴道分泌物无异味，子宫增大，既往有子宫肌瘤史。本例首先考虑的诊断是

A. 产褥感染
B. 肌瘤恶性变
C. 肌瘤玻璃样变性

D. 肌瘤囊性变

E. 肌瘤红色样变

80. 女，51 岁。绝经 2 年，阴道脱出肿物 1 年。妇科检查：子宫体全部脱出阴道口外。适宜的处理方法为

A. 密切观察，暂不处理

B. Manchester 手术

C. 阴道纵隔形成术

D. 使用子宫托

E. 经阴道子宫切除术

81. 男，20 岁。感冒后 7 天出现颜面及双下肢水肿，尿少。体格检查：血压 160/100mmHg。尿常规：尿蛋白（++），红细胞（++）。Scr 130μmol/L。2 周后少尿，血尿素氮（BUN）28mmol/L，Scr 620μmol/L。下列哪种诊断可能性大

A. 急性肾小球肾炎

B. 急进性肾小球肾炎

C. 慢性肾炎

D. 肾病综合征

E. 高血压肾病

82. 男，15 岁。全身高度水肿，尿蛋白（++++），管型少许，血清清蛋白 15g/L，血胆固醇 10mmol/L，红细胞沉降率 48mm/h，用泼尼松 60mg/d 治疗 1 周后，病情未见好转，此时应采取下列哪项措施

A. 停用泼尼松

B. 改用地塞米松

C. 继续用泼尼松原剂量同时加用抗凝治疗

D. 加用 ACTH

E. 加用环磷酰胺

83. 女，52 岁。肝炎肝硬化 10 年，近 3 个月腹围明显增大，1 周来少尿，无腹痛、发热。查体：腹部无压痛，移动性浊音（+）。实验室检查：血肌酐 130μmol/L，AFP 正常。最可能的并发症是

A. 继发性腹膜炎

B. 门静脉血栓形成

C. 肝肾综合征

D. 肝癌

E. 自发性腹膜炎

84. 女，28 岁。右中指末节红肿 8 天，疼痛剧烈，掌侧肿胀明显，给予切开引流，患者应采用的正确切口是

A. 关节皱褶处切开

B. 手指掌侧横行切开

C. 甲根处切开

D. 手指背侧切开

E. 手指侧面纵行切开

85. 女孩，4 岁。夏季突然发病，高热 4 小时，T 39.5℃，惊厥 1 次，无呕吐、腹泻。病前有可疑不洁饮食史。实验室检查：WBC 21.0×10^9/L，N 0.86。最可能的诊断是

A. 化脓性脑膜炎

B. 流行性脑脊髓膜炎

C. 流行性乙型脑炎

D. 热性惊厥

E. 中毒型细菌性痢疾

86. 某小儿，家长带其做健康体检。测体重 12kg，身高 89cm，头围 48cm，胸围

49cm，乳牙 20 枚。预估其相应的年龄是
A. 1 岁
B. 2 岁
C. 3 岁
D. 4 岁
E. 5 岁

87. 女，48 岁。因“发热6天，头痛、乏力4天，尿少1天”来诊。查体：T 39℃，BP 80/50mmHg，面部潮红，结膜充血，眼睑水肿，腋下有出血点。实验室检查：血 WBC 19×10^9/L，尿蛋白（+++）。最可能的诊断是
A. 流行性脑脊髓膜炎
B. 肾综合征出血热
C. 急性肾小球肾炎
D. 钩端螺旋体病
E. 败血症

88. 女，40 岁。突发左腰部绞痛伴镜下血尿，左腰部轻度压痛和叩击痛，无肌紧张。应考虑
A. 肾肿瘤
B. 肾结核
C. 急性肾盂肾炎
D. 肾、输尿管结石
E. 慢性肾盂肾炎

89. 男孩，5 岁。近 4 个月发现右侧腹部有一肿物，增长迅速。行经腹肾切除术，病理为肾母细胞瘤。术后首选的辅助治疗方法是
A. 化学治疗
B. 放射治疗
C. 生物治疗
D. 基因治疗
E. 肾移植

90. 男，45 岁。1 年前开始乏力、消瘦，曾检查发现脾大，仅服过中药，未系统检查。近 1 周来出现发热伴皮肤出血点，双颈部各触及一个 2.0cm×1.5cm 大小淋巴结，无压痛，胸骨压痛（+），心肺检查未见异常，肝肋下 2.5cm，脾肋下平脐，腹腔积液征（-），骨髓中原始细胞和幼稚淋巴细胞达 80%。最可能的诊断是
A. 急性淋巴细胞白血病
B. 慢性肝病合并急性淋巴细胞白血病
C. 慢性髓系白血病急淋变
D. 慢性淋巴细胞白血病急淋变
E. 肝硬化合并急性淋巴细胞白血病

91. 女，30 岁。继发不孕 5 年，经后 4 天突起高热、寒战、下腹痛，右侧重。血压 110/80mmHg，脉搏 120 次/分，体温 39℃，下腹轻压痛。白细胞计数 18×10^9/L，中性粒细胞占比 0.80。妇科检查：宫颈有脓性分泌物，子宫后倾，稍大稍软，有压痛，双侧附件增厚、压痛。根据上述症状，应考虑为
A. 急性阑尾炎
B. 急性盆腔结缔组织炎
C. 急性盆腔腹膜炎
D. 急性子宫内膜炎及急性子宫肌炎
E. 急性肾盂肾炎

92. 女，54 岁。白带增多半月就诊。妇科检查：白带均匀稀薄，有臭味，阴道黏膜无

明显充血，阴道 pH 5。最可能的诊断是
A. 急性淋病
B. 细菌性阴道病
C. 滴虫阴道炎
D. 外阴阴道假丝酵母菌病
E. 萎缩性阴道炎

93. 男，17 岁。3 小时前被自行车撞于右胸部，伤后疼痛，呼吸困难。查体：脉搏 120 次/分，血压 90/60mmHg，呼吸 19 次/分，右胸压痛（+），叩诊浊音，右肺听诊呼吸音消失。诊断最可能是
A. 张力性气胸
B. 血胸
C. 气胸
D. 血气胸
E. 心包积液

94. 男，65 岁。慢性阻塞性肺疾病患者，因受凉后咳嗽、咳痰伴呼吸困难加重 2 天入院。查体：坐位，喘息貌。球结膜轻度水肿，口唇发绀。双肺可闻及散在哮鸣音，肺底少许湿啰音。动脉血气分析：pH 7.21，$PaCO_2$ 65mmHg，PaO_2 52mmHg。该患者宜采取的治疗措施为
A. 储氧面罩吸氧
B. 有创通气
C. 鼻导管吸氧
D. 普通面罩吸氧
E. 无创通气

95. 患儿，7 天。近日经常哭闹多汗，且抽搐 2 次，抽搐后意识清楚，进奶好，医师诊断为维生素 D 缺乏性手足搐搦症，以下哪项不是该病的临床表现
A. 喉痉挛
B. 全身性抽搐
C. 突发手足痉挛呈弓状
D. 面神经征阳性
E. 点头痉挛性抽搐发作

96. 男婴，10 个月。近 2 个月出现面色黄，少笑不哭，智力发育倒退。查体发现四肢及头部颤抖，腱反射亢进，踝阵挛阳性。不符合该患儿诊断的指标是
A. 平均红细胞血红蛋白浓度 34%
B. 幼红细胞胞质发育落后于胞核
C. 网织红细胞减少
D. 平均红细胞血红蛋白量 34pg
E. 平均红细胞体积 106fl

97. 男，47 岁。水肿 6 个月。查体：BP 120/70mmHg。尿蛋白定量 2.5g/d，尿红细胞 20～30 个/高倍视野，血清蛋白 32g/L，血肌酐 141μmol/L。临床诊断为
A. 急性肾小球肾炎
B. 慢性肾小球肾炎
C. 急进性肾小球肾炎
D. 肾病综合征
E. 无症状性蛋白尿和/或血尿

98. 女，62 岁。因口角歪斜 2 日来诊。查体：右眼睑闭合不全，右侧额纹消失，示齿口角左偏，该体征主要见于
A. 中枢性面瘫
B. 周围性面瘫
C. 三叉神经运动支损害
D. 舌咽神经损害
E. 迷走神经损害

99. 女，22 岁。口服不详农药 60ml 后，呕吐，流涎，走路不稳，视物模糊，呼吸困难，口中有大蒜样气味。最重要的实验室检查是

A. 血液胆碱酯酶活力
B. 血电解质检测
C. 尿中磷分解产物检测
D. 肝肾功能检查
E. 血气分析

100. 男孩，9 岁。右胫骨上端疼痛，肿胀，压痛，关节活动受限。X 线片：右胫骨上端偏右骨密度增高，边界不清，有骨膜反应。初步考虑是

A. 骨结核
B. 骨巨细胞瘤
C. 骨肉瘤
D. 骨髓炎
E. 骨软骨瘤

101. 女，39 岁。腹胀、呕吐已半年，多于午后发作，吐出隔夜食物，吐量较大，吐后舒服。由于长期呕吐，除脱水外，还会造成

A. 低氯、高钾性碱中毒
B. 低氯、低钾性碱中毒
C. 低氯、高钾性酸中毒
D. 低氯、低钾性酸中毒
E. 低氯、低钾血症

102. 女，32 岁。因发热、胸痛 5 天就诊。查体：T 38.5℃，BP 120/80mmHg；双肺呼吸音清；心界不大，心率 92 次/分，心律齐；胸骨左缘第 3、4 肋间可闻及抓刮样粗糙音，屏气时仍存在。该患者最可能的诊断是

A. 纤维蛋白性心包炎
B. 急性胸膜炎
C. 扩张型心肌病
D. 肥厚型心肌病
E. 病毒性心肌炎

103. 男，86 岁。半个月前出现头痛，间断呕吐，并逐渐出现左侧肢体无力。3 个月前有头部外伤史。头颅 CT 示右顶枕新月形低密度影。最可能的诊断是

A. 硬脑膜下积液
B. 慢性硬脑膜外血肿
C. 急性硬脑膜外血肿
D. 急性硬脑膜下血肿
E. 慢性硬脑膜下血肿

104. 男孩，6 岁。因发热、头痛、呕吐 3 天入院。查体：神志恍惚，口唇单纯疱疹，皮肤上有大小不等的瘀斑，少数融合成片。本病例的诊断应首先考虑

A. 流行性乙型脑炎
B. 钩端螺旋体病脑膜脑炎型
C. 肾综合征出血热
D. 疟疾
E. 流行性脑脊髓膜炎

105. 女孩，7 岁。午餐时突发神志丧失，手中持碗掉落，碗打碎后即醒。脑电图示 3Hz 棘-慢波规律性和对称性发放。最可能的诊断是

A. 癫痫复杂部分性发作
B. 癫痫部分性发作
C. 杰克逊（Jackson）癫痫
D. 癫痫失神发作
E. 一过性脑缺血

106. 初孕妇，28 岁。妊娠 37 周，剧烈头痛并呕吐 3 次。查体：BP 170/110mmHg。双下肢轻度水肿。产科检查：无宫缩，枕右前位，胎心率 138 次/分，估计胎儿体重 2800g。尿蛋白（++）。该患者应立即采取的处理措施是

A. 静脉滴注缩宫素
B. 人工破膜后静脉滴注缩宫素
C. 立即行剖宫产术
D. 肌内注射哌替啶
E. 静脉滴注硫酸镁及快速静脉滴注甘露醇

107. 初孕妇，28 岁。妊娠 29 周，昨晚突然阴道出血 100ml，今晨血止，开始有不规则宫缩，急诊入院。胎心率 120 次/分。下列哪项处理最为合适

A. 肥皂水灌肠刺激宫缩
B. 检查宫口开大情况
C. 剖宫产
D. 配血备用，严密观察
E. 破膜引产

108. 男，68 岁。用餐时突发左侧肢体活动障碍、恶心、呕吐 1 小时，伴意识障碍进行性加重。有原发性高血压病史。查体：左侧肢体肌力 2 级，肌张力增高，巴宾斯基（Babinski）征阳性。首选考虑的诊断是

A. 急性脑梗死
B. 脑肿瘤卒中
C. 颅内动脉瘤破裂出血
D. 脑动静脉畸形出血
E. 脑出血

109. 青年女性患者，因甲状腺肿块在当地行甲状腺肿块切除术后 5 天，病理学诊断为甲状腺乳头状腺癌Ⅱ级，对该患者的进一步处理是

A. 终身服用甲状腺素片
B. 行放射性外照射
C. 行放射性碘治疗
D. 再次手术，行患侧全切及对侧全切
E. 再次手术，行患侧全切及对侧次全切

110. 女，28 岁。放置宫内节育器后 3 天，下腹痛、发热、阴道分泌物增多 2 天。查体：T 39.6℃，P 110 次/分，心肺（−）。妇科检查：宫颈充血，举痛（+），子宫及双附件区压痛（+），右侧为重。首先考虑的诊断是

A. 卵巢黄体破裂
B. 卵巢囊肿蒂扭转
C. 急性盆腔炎
D. 急性阑尾炎
E. 急性胃肠炎

111. 女，24 岁。病程 6 年，说有人要害他，常自笑，好追求异性，有时打人摔东西，话多内容零乱。精神检查：意识清晰，兴奋多语，思维松弛，主动接触异性，有被害妄想及非血统性妄想，活动增多而无目的性，躯体及神经系统检查未见显著体征。该患者诊断为

A. 精神分裂症
B. 情感障碍（躁狂相）
C. 脑器质性精神障碍
D. 人格障碍
E. 躯体疾病所致精神障碍

A_3/A_4 型选择题

答 题 说 明

以下提供若干个案例，每个案例下设若干道试题。请根据案例所提供的信息，在每一道试题下面的 A、B、C、D、E 五个备选答案中选择一个最佳答案。

（112～114 题共用题干）

女，60 岁。阴道分泌物增多 3 年，不规则出血 1 个月。妇科检查：宫颈呈菜花样，质硬，阴道后壁上 1/3 质硬，双侧骶韧带内 1/2 增粗，弹性差，子宫萎缩。

112. 确诊的首选检查方法是
   A. 宫颈活组织检查
   B. 碘试验
   C. 宫颈刮片检查
   D. B 超检查
   E. 分段刮宫

113. 若确诊为宫颈鳞癌，其临床分期为
   A. ⅠB 期
   B. ⅡA 期
   C. ⅡB 期
   D. ⅢA 期
   E. ⅢB 期

114. 首选的治疗为
   A. 单纯腔内放疗
   B. 单纯全盆外放疗
   C. 化疗
   D. 全盆放疗加化疗
   E. 腔内放疗及宫旁四野照射

（115～117 题共用题干）

女婴，6 个月。中度脱水、酸中毒，经纠正酸中毒与补液 12 小时后出现嗜睡，呼吸较前为浅，心音低钝，心率 160 次/分，腹胀，肠鸣音弱。血钠 135mmol/L。

115. 为明确诊断，应做的辅助检查是
   A. 二氧化碳结合力测定
   B. 电解质测定
   C. 血渗透压测定
   D. 腰椎穿刺脑脊液检查
   E. 超声心动图

116. 治疗应采取的措施是
   A. 继续纠酸
   B. 补钠
   C. 脱水
   D. 补钾
   E. 应用能量合剂

117. 输液的成分是
   A. 5% 碳酸氢钠 5ml/kg
   B. 2∶1 含钠液 20ml/kg
   C. 20% 甘露醇 5ml/kg
   D. 10% 氯化钾 3mmol/kg
   E. 果糖-1, 6-二磷酸 3ml/kg

（118～119 题共用题干）

女，26 岁，初孕妇。妊娠 42^{+2} 周，无宫缩来院。检查：子宫高度 32cm，枕左前位，胎头已衔接，胎心率 120 次/分。行宫

缩素激惹试验，宫缩时重复出现晚期减速。

118. 最可能的诊断是
  A. 巨大胎儿
  B. 临产
  C. 先兆临产
  D. 胎儿窘迫
  E. 胎儿生长受限

119. 发生晚期减速应考虑的病因是
  A. 胎儿畸形
  B. 宫缩时脐带受压
  C. 胎儿缺氧
  D. 胎儿躯干局部受压
  E. 宫缩时胎头受压

（120～122 题共用题干）

男，70 岁。乏力、腰痛半个月。既往体健。查体：轻度贫血貌，第 2～4 腰部压痛，实验室检查：Hb 80g/L，WBC $5.6\times10^9/L$，PLT $156\times10^9/L$，血清总蛋白 108g/L，白蛋白 30g/L，血清肌酐 177μmol/L，骨髓细胞学检查示骨髓中异常细胞占 0.45，腰椎 X 线片示第 2 腰椎压缩性骨折。

120. 为进一步明确诊断，下一步需做的检查是
  A. 血清 β2 微球蛋白测定
  B. 尿本周蛋白测定
  C. 尿常规
  D. 血清钙测定
  E. 血、尿免疫球蛋白测定

121. 根据目前的临床资料及迪里－萨蒙（Durie-Salmon）分期系统，该患者最可能的临床分期是
  A. Ⅲ期 B 组
  B. Ⅱ期 A 组
  C. Ⅰ期 B 组
  D. Ⅱ期 B 组
  E. Ⅲ期 A 组

122. 该患者疾病最可能的类型是
  A. 不分泌型
  B. IgG 型
  C. 轻链型
  D. IgE 型
  E. IgD 型

（123～124 题共用题干）

男，30 岁。从事火车站搬运工作 7 年，1 天前在搬运货物时突发腰部疼痛，活动受限，并伴有右小腿后外侧放射痛，无大小便失禁。查体：第 4、第 5 腰椎棘突压痛，右下肢直腿抬高试验阳性，加强试验阳性。右小腿外侧皮肤感觉减退，伸肌力稍减弱，跟腱反射减退。

123. 该患者诊断为腰椎间盘突出症，应定位在
  A. L_2 神经根
  B. L_3 神经根
  C. L_4 神经根
  D. L_5 神经根
  E. S_1 神经根

124. 最合适的治疗方法是
  A. 立即手术切除第 4～5 腰椎间盘
  B. 卧硬板床 2～4 周，锻炼腰背肌，局部理疗
  C. 应用非甾体抗炎镇痛类药物
  D. 正规保守治疗 1 个疗程，如症状无

明显缓解，则手术行腰椎间盘切除术

E. 应用神经营养类药物

（125～127 题共用题干）

男，25 岁。乏力、消瘦、腹胀 2 个月。查体：心肺未见异常，肝肋下 1cm，脾肋下 8cm。实验室检查：Hb 138g/L，WBC 96×10^9/L，PLT 385×10^9/L。分子生物学检查可见 *BCR/ABL* 融合基因。

125. 该患者的诊断是

A. 慢性粒细胞白血病

B. 急性淋巴细胞白血病

C. 急性粒细胞白血病

D. 肝硬化、门静脉高压症

E. 慢性淋巴细胞白血病

126. 该患者应出现的染色体异常是

A. t(9;11)

B. t(15;17)

C. t(9;22)

D. inv(16)

E. t(8;21)

127. 该患者最有效的治疗是

A. 口服伊马替尼

B. VLDP 方案化疗

C. 脾切除

D. DA 方案化疗

E. 口服苯丁酸氮芥

（128～129 题共用题干）

女，65 岁。在地上不慎滑倒后，造成股骨近端骨折。

128. 股骨颈骨折的 Garden 分型不包括

A. 不完全骨折，骨的完整性部分中断

B. 完全骨折但不移位或嵌插移位

C. 完全骨折，部分移位且股骨头与股骨颈有接触

D. 完全移位的骨折

E. 股骨颈基底骨折

129. 如果是头下型骨折，并有移位，最合理的治疗应该是

A. 牵引至愈合

B. 手法整复后用石膏裤

C. 手法整复，外固定架固定

D. 人工关节置换

E. 复位，物理治疗

B_1 型选择题

答 题 说 明

以下提供若干组试题，每组试题共用在试题前列出的 A、B、C、D、E 五个备选答案，请从中选择一个与问题关系最密切的答案。某个备选答案可能被选择一次、多次或不被选择。

（130～131 题共用备选答案）

A. 甲硝唑
B. 土霉素
C. 2%醋酸冲洗
D. 制霉菌素
E. 5%碳酸氢钠冲洗

130. 外阴瘙痒，白带呈泡沫状，阴道黏膜散在红斑点，局部用
131. 外阴瘙痒，白带呈豆腐渣样，阴道黏膜红肿，局部用

（132～133 题共用备选答案）

A. 干血滴纸片
B. 尿有机酸分析
C. 血氨基酸分析
D. 尿三氯化铁试验
E. 尿氨基酸分析

132. 新生儿期苯丙酮尿症的筛查，宜选用
133. 儿童期苯丙酮尿症的筛查，宜选用

（134～135 题共用备选答案）

A. 尽早开始
B. 1 小时
C. 2 小时
D. 3 小时
E. 4 小时

134. 正常足月儿，一般母乳喂养的开始时间是生后
135. 正常足月儿，一般配方乳喂养的间隔时间是

（136～137 题共用备选答案）

A. 血浆球蛋白增高
B. 病程早期血清补体 C3 降低
C. 选择性蛋白尿
D. 持续性氮质血症
E. 24 小时尿钙增高

136. 小儿急性链球菌感染后肾小球炎的异常结果是
137. 小儿单纯性肾病综合征可出现的异常结果是

（138～139 题共用备选答案）

A. 体重减轻
B. 畏寒便秘
C. 性欲减退
D. 食欲缺乏
E. 低血糖症

138. 甲状腺功能减退症的最主要表现是
139. 腺垂体功能减退症危象的最主要表现是

（140～141 题共用备选答案）

A. 甲氨蝶呤
B. 紫杉醇方案

C. DA 方案
D. 环磷酰胺
E. VP 方案

140. 急性粒细胞白血病治疗首选的化疗方案是

141. 急性淋巴细胞白血病治疗首选的化疗方案是

（142～143 题共用备选答案）

A. 吉非替尼
B. 抗肿瘤坏死因子抗体
C. β 干扰素
D. α 干扰素
E. 促红细胞生成素（EPO）

142. 治疗贫血用

143. 治疗类风湿关节炎用

（144～145 题共用备选答案）

A. 聚磺苯乙烯
B. 碳酸氢钠
C. 促红细胞生成素
D. 呋塞米
E. 活性维生素 D

144. 治疗慢性肾衰竭高钾血症用

145. 治疗慢性肾衰竭继发性甲状旁腺功能亢进症用

（146～148 题共用备选答案）

A. 动脉导管未闭
B. 房间隔缺损
C. 小型室间隔缺损
D. 法洛四联症
E. 大型室间隔缺损

146. 胸部 X 线片示肺野清晰的是

147. 胸部 X 线片示肺血多、主动脉弓增大的是

148. 胸部 X 线片示肺血多，右心房、右心室增大的是

（149～150 题共用备选答案）

A. 抗胆碱药
B. 多巴胺受体激动药
C. 复方左旋多巴
D. B 型单胺氧化酶抑制药
E. 儿茶酚-O-甲基转移酶抑制药

149. 司来吉兰属于

150. 溴隐亭属于

参考答案

1. D	2. D	3. C	4. D	5. E	6. C	7. C	8. C	9. A	10. D
11. E	12. C	13. B	14. E	15. A	16. B	17. E	18. E	19. D	20. C
21. B	22. E	23. E	24. E	25. E	26. D	27. A	28. E	29. C	30. B
31. A	32. C	33. D	34. C	35. D	36. B	37. D	38. B	39. D	40. B
41. E	42. D	43. A	44. D	45. C	46. C	47. A	48. A	49. A	50. C
51. D	52. C	53. C	54. D	55. C	56. A	57. B	58. C	59. D	60. D

61. E	62. A	63. A	64. E	65. D	66. B	67. C	68. B	69. B	70. A
71. D	72. B	73. C	74. B	75. C	76. D	77. D	78. C	79. E	80. E
81. B	82. C	83. C	84. E	85. E	86. B	87. B	88. D	89. B	90. C
91. B	92. B	93. D	94. E	95. E	96. B	97. B	98. B	99. A	100. C
101. B	102. A	103. E	104. E	105. D	106. E	107. D	108. E	109. E	110. C
111. A	112. A	113. C	114. E	115. B	116. D	117. D	118. D	119. C	120. E
121. A	122. B	123. D	124. D	125. A	126. C	127. A	128. E	129. D	130. A
131. D	132. A	133. D	134. A	135. D	136. B	137. C	138. B	139. E	140. C
141. E	142. E	143. B	144. D	145. E	146. D	147. A	148. B	149. D	150. B

210-1

2024 全国临床执业助理医师资格考试模拟试卷（三）

（医学综合笔试部分）

第一单元

考试日期：20××年×月×日

考试时间：9：00～11：00

考生姓名：________

准考证号：________

考 场 号：________

中国协和医科大学出版社

北 京

A_1 型选择题

答题说明

每一道试题下面有 A、B、C、D、E 五个备选答案，请从中选择一个最佳答案。

1. 从设计规定的研究对象中随机抽出一部分进行调查，称为
   A. 现况调查研究
   B. 抽样调查
   C. 队列研究
   D. 病例对照研究
   E. 理论流行病学研究

2. 猝死最常发生于
   A. 冠心病
   B. 主动脉瓣狭窄
   C. 二尖瓣脱垂
   D. 肥厚型心肌病
   E. 心内膜炎

3. 关于非萎缩性胃炎的病理表现，下列错误的是
   A. 黏膜充血，水肿
   B. 少数有糜烂及出血
   C. 胃腺体部分消失
   D. 黏膜有淋巴细胞，炎细胞浸润
   E. 黏膜皱襞肿胀增粗

4. 肝性脑病前驱期的主要表现是
   A. Babinski 征阳性
   B. 计算能力减退
   C. 定向力减退
   D. 性格改变
   E. 生理反射亢进

5. 《中华人民共和国精神卫生法》规定承担再次诊断的医疗机构应当在接到再次诊断要求后，指派几名精神科执业医师进行再次诊断
   A. 5 名
   B. 2 名
   C. 4 名
   D. 1 名
   E. 3 名

6. 胃酸分泌增多较明显的疾病是
   A. 慢性浅表性胃炎
   B. 十二指肠溃疡
   C. 慢性萎缩性胃炎
   D. 反流性食管炎
   E. 胃溃疡

7. 下列选项中，判断支气管扩张症最有意义的体征是
   A. 贫血貌
   B. 杵状指
   C. 发绀
   D. 局部哮鸣音
   E. 局部湿啰音

8. 关于窦房结细胞生物电活动的特征，以下说法不正确的是
   A. 0 期去极速度较慢
   B. 最大复极电位为-70mV

C. 0 期去极可被河鲀毒素（TTX）阻断
D. 4 期去极速度较快
E. 阈电位约-40mV

9. 以下是食物中毒的主要预防措施，除了
A. 注意卫生，防止食品污染
B. 低温保藏，控制细菌繁殖及毒素形成
C. 对从业人员进行预防接种
D. 食用前彻底加热杀死病原体及破坏毒素
E. 加强食品的卫生管理，严格执行卫生法规及管理条例

10. 下列属于 DNA 组成成分的一组是
A. 脱氧核糖、核酸和磷酸
B. 脱氧核糖、碱基和磷酸
C. 核糖、碱基和磷酸
D. 核糖、嘧啶、嘌呤和磷酸
E. 核糖、磷酸

11. 行幽门螺杆菌根除治疗后复查的首选方法是
A. 胃组织学检查
B. 快速尿素酶试验
C. 幽门螺杆菌培养
D. ^{14}C 尿素呼气试验
E. 血清学检查

12. 传染病的病原学检查不包括
A. 分离培养病原体
B. 检测特异性核酸
C. 检测特异性抗原
D. 直接检查病原体
E. 检测特异性抗体

13. 下列不属于心身疾病的是
A. 精神分裂症
B. 冠心病
C. 消化性溃疡
D. 糖尿病
E. 高血压

14. COPD 急性加重早期，为防止呼吸功能不全加重，最常用的改善通气的措施是
A. 有创机械通气
B. 无创机械通气
C. 间断高浓度吸氧
D. 持续高频呼吸机通气
E. 持续低流量吸氧

15. 浸润性肺结核的好发部位是
A. 上叶尖后段
B. 上叶前段
C. 右中叶
D. 左舌叶
E. 下叶基底段

16. 胃食管反流病的主要发病机制不包括
A. 夜间胃酸分泌过多
B. 异常的下食管括约肌一过性松弛
C. 下食管括约肌压力降低
D. 胃排空异常
E. 食管酸廓清能力下降

17. 感染性心内膜炎须行人工瓣膜置换术的适应证是
A. 并发脑损害
B. 金黄色葡萄球菌性心内膜炎
C. 心脏杂音的性质发生变化
D. 出现 Janeway 损害
E. 真菌性心内膜炎

18. 大叶性肺炎实变期不应出现的体征是
A. 可听到湿啰音

B. 肺部叩诊浊音
C. 气管向健侧移位
D. 胸膜摩擦音
E. 可听到支气管呼吸音

19. 葡萄球菌感染灶内主要的炎症细胞是
A. 嗜酸性粒细胞
B. 中性粒细胞
C. 单核细胞
D. 嗜碱性粒细胞
E. 淋巴细胞

20. 硝酸甘油抗心绞痛的作用机制是
A. 增加心肌供氧量
B. 抑制心肌收缩力
C. 收缩外周血管
D. 减慢房室传导
E. 释放 NO

21. 关于应对的说法，错误的是
A. 应对涉及个体的心理活动
B. 应对策略仅针对应激事件
C. 应对是人面对应激源时的一种反应
D. 应对策略与个性特征有关
E. 应对过程是通过努力克服困难的过程

22. 急性心肌梗死早期最重要的治疗措施是
A. 抗心绞痛
B. 消除心律失常
C. 补充血容量
D. 心肌再灌注
E. 增加心肌营养

23. 与语言，呼吸，心脏搏动强弱有关的气是
A. 卫气
B. 宗气
C. 营气
D. 中气
E. 元气

24. 两样本均数差别的假设检验，得出 P 小于 α，说明
A. 两样本均数相差很大
B. 两样本均数的差别具有应用价值
C. 两样本均数的差别具有统计学意义
D. 两总体均数相差肯定很大
E. 两总体均数有一定差别

25. 绒毛膜癌常见的转移部位依次是
A. 肺、盆腔、肝、脑、阴道
B. 肺、阴道、盆腔、肝、脑
C. 肺、脑、盆腔、肝、阴道
D. 阴道、肺、盆腔、肝、脑
E. 肺、肝、阴道、盆腔、脑

26. 静脉滴注甘露醇后引起利尿的性质是
A. 水利尿
B. 排钠性利尿
C. 保钾性利尿
D. 渗透性利尿
E. 排钾性利尿

27. 下列各项临床表现中，诊断肝硬化意义最小的是
A. 食欲缺乏、乏力
B. 腹水形成
C. 肝掌及蜘蛛痣
D. 男乳女化
E. 腹壁静脉曲张

28. 对肿瘤的描述，错误的是
A. 癌比肉瘤常见
B. 肉瘤多见于年轻人
C. 癌的淋巴道转移较肉瘤多见
D. 凡称为瘤的都是良性肿瘤
E. 恶性肿瘤多呈浸润性生长

29. 糖异生的生理意义不包括
A. 作为补充血糖的重要来源
B. 合成肝糖原或葡萄糖以补充血糖
C. 产生 $NADH+H^+$
D. 补充肌肉消耗的糖
E. 通过对乳酸的再利用，防止乳酸中毒

30. 下列哪种氨基酸在体内可以转化为 γ-氨基丁酸（GABA）
A. 谷氨酸
B. 色氨酸
C. 苏氨酸
D. 天冬氨酸
E. 甲硫氨酸

31. 下列有关蛋白质变性的叙述，哪项是错误的
A. 蛋白质变性时其理化性质发生变化
B. 蛋白质变性时其一级结构不受影响
C. 蛋白质变性时其生物学活性降低或丧失
D. 去除变性因素后变性蛋白质都可以复原
E. 球蛋白变性后其水溶性降低

32. 非重型再生障碍性贫血最常见的感染部位是
A. 皮肤软组织
B. 泌尿系统
C. 肠道
D. 上呼吸道
E. 血液

33. 与鼻咽癌发生有关的病毒是
A. HPV
B. EBV
C. HBV
D. HIV
E. 柯萨奇病毒

34. 体内嘌呤核苷酸的分解代谢终产物是
A. 尿素
B. β-氨基异丁酸
C. β-丙氨酸
D. NH_3
E. 尿酸

35. 早期确诊肺癌简单、有效的检查方法为
A. 痰脱落细胞检查
B. 胸部 X 线检查
C. 放射性核素肺扫描
D. 支气管镜检查
E. 活体组织检查

36. 不属于临床预防服务内容的是
A. 慢性病的自我管理
B. 健康筛检
C. 化学预防
D. 健康教育
E. 免疫接种

37. 给高热患者进行酒精擦浴降温是利用下列哪项散热方式
A. 辐射

B. 传导
C. 对流
D. 不感蒸发
E. 蒸发

38. 以下各项中不适合采取一级预防的是
A. 糖尿病
B. 病因不明确的疾病
C. 脑卒中
D. 职业病
E. 心血管疾病

39. 下列有关单纯性下肢静脉曲张的临床表现，描述错误的是
A. 单纯性下肢静脉曲张以大隐静脉曲张多见，单独的小隐静脉曲张较少见
B. 以右下肢多见，但双侧下肢可先后发病
C. 主要表现为下肢浅静脉扩张、伸长、迂曲
D. 病程进展、交通静脉瓣膜破坏后可出现踝部轻度肿胀和足靴区皮肤营养性变化
E. 可以出现皮肤萎缩、脱屑

40. 通过抑制 H^+,K^+-ATP 酶而用于治疗消化性溃疡的药物是
A. 肾上腺皮质激素
B. 异丙嗪
C. 雷尼替丁
D. 奥美拉唑
E. 利多卡因

41. 甲状腺功能亢进症最常见的病因是
A. 甲状腺腺瘤
B. 甲状腺癌
C. 慢性淋巴细胞性甲状腺炎
D. 弥漫性毒性甲状腺肿
E. 结节性毒性甲状腺肿

42. 某县医院妇产科医师欲开展结扎手术业务，按照规定参加了相关培训。培训结束后，有关单位负责对其进行考核并颁发相应的合格证书。该有关单位是指
A. 地方医师协会
B. 地方卫生行政部门
C. 卫健委
D. 地方医学会
E. 所在医疗保健机构

43. 对传染病患者或疑似传染病患者污染的场所和物品，医疗保健机构应当及时采取
A. 封闭场所并销毁物品
B. 强制隔离治疗
C. 必要的卫生处理
D. 报告上级卫生行政机关处理
E. 提请卫生防疫部门处理

44. 下列毒物中，属于窒息性气体的是
A. 苯
B. 氨气
C. 氢化氰
D. 一氧化氮
E. 氯乙烯

45. 慢性胃溃疡最常见的并发症是
A. 穿孔
B. 出血
C. 幽门狭窄

D. 癌变
E. 胆囊炎

46. 胆固醇不能转化成
A. 胆汁酸
B. 维生素 D_3
C. 睾酮
D. 雌二醇
E. 胆红素

47. 下列有关维生素 D 的叙述，哪项是错误的
A. 维生素 D_3 是主要发挥生理作用的 D 形式
B. 维生素 D_3 必须经过肝、肾二次羟化作用后，才能转变为活性维生素 D_3
C. 1,25-$(OH)_2$-D_3 具有促进钙磷吸收和促进骨盐更新的作用
D. 维生素 D 主要来源于动物性食物
E. 多晒太阳可以预防维生素 D 的缺乏

48. 下列不属于心理健康范畴的是
A. 智力正常
B. 健康行为
C. 情绪乐观
D. 意识清晰
E. 人格健全

49. 氢氯噻嗪的作用机制是
A. 抑制远曲小管近端 Na^+-Cl^- 同向转运体
B. 抑制血管紧张素转换酶活性
C. 增强排钾
D. 阻滞 Ca^{2+}通道
E. 增强心肌收缩力

50. 下列哪项是转氨酶的辅酶
A. 磷酸吡哆醛
B. 泛酸钙
C. 生物素
D. 四氢叶酸
E. 硫胺素焦磷酸

51. 急性炎症时组织变红的主要原因是
A. 组织间隙水肿
B. 炎症灶内血栓形成
C. 炎症灶内炎症细胞浸润
D. 肉芽组织增生
E. 血管扩张，血流加快

52. 最能反映血液中红细胞和血浆相对数量变化的是
A. 血液黏滞性
B. 血细胞比容
C. 血浆渗透压
D. 血液比重
E. 血红蛋白量

53. 下列选项中最有助于诊断肋骨骨折的是
A. 受伤局部明显压痛
B. 气管明显移位
C. 胸部叩诊呈鼓音
D. 局部肿胀和瘀斑
E. 骨擦感

54. 左心功能不全最主要的临床表现是
A. 疲倦、乏力
B. 咯血
C. 咳嗽
D. 呼吸困难
E. 腹泻

55. 胆总管的血液供应主要来自

A. 肝固有动脉

B. 胆囊动脉

C. 胃十二指肠动脉

D. 肝右动脉

E. 肝左动脉

56. 慢性肺心病急性加重期的最常见诱因是

A. 过劳

B. 大量利尿

C. 使用镇静药

D. 呼吸道感染

E. 使用支气管扩张药

57. 关于闭式胸腔引流的描述，正确的是

A. 拔管时在患者深呼气屏气时拔除引流管

B. 插管部位在腋中线与腋后线之间第6或第7肋间隙

C. 引流管深入胸腔3~5cm

D. 闭式引流要保证胸腔内气、液体克服5~6cm的水柱压力

E. 每日要观察导管是否通畅与引流的质和量

58. 胆道手术时，下述哪项不是胆总管探查的指征

A. 胆总管、肝总管、肝胆管结石

B. 黄疸或黄疸病史

C. 胰头肿大、变硬

D. 胆总管增厚变粗

E. 胆囊积液

59. 心率正常而整齐的心律失常是

A. 心房颤动

B. 一度房室传导阻滞

C. 室性期前收缩

D. 二度Ⅰ型房室传导阻滞

E. 伴有4:1和3:1房室传导比例的心房扑动

60. 诊断小儿肾病综合征的必备条件是

A. 明显水肿及低蛋白血症

B. 明显水肿及大量蛋白尿

C. 明显水肿及高脂血症

D. 大量蛋白尿及高脂血症

E. 大量蛋白尿及低蛋白血症

61. 提示心包积液的体征是

A. Musset征

B. 脉短绌

C. 尤尔特（Ewart）征

D. 罗特（Roth）斑

E. Duroziez征

62. 腹部闭合性损伤导致空腔脏器破裂但不表现为腹膜炎的是

A. 直肠下端

B. 乙状结肠

C. 回肠末端

D. 胃窦小弯侧

E. 空肠上段

A_2 型选择题

答 题 说 明

每一道试题是以一个小案例出现的，其下面都有 A、B、C、D、E 五个备选答案，请从中选择一个最佳答案。

63. 男，60 岁。2 天前上腹持续性胀痛，12 小时后右下腹痛，阵发加剧，腹胀。近 4 年常有饭前上腹灼痛，常在冬春季发作。查体：体温 38℃，脉搏 120 次/分，血压 150/90mmHg。腹稍胀，满腹有压痛，但右下腹更明显，有肌紧张及反跳痛，肝浊音界存在，肠鸣音消失。白细胞计数 13×10^9/L，中性粒细胞占比 0.88。右下腹穿刺抽得黄色混浊液 2ml，高倍镜下可见脓细胞（++）。最可能的诊断是
A. 胃十二指肠溃疡穿孔
B. 阑尾炎穿孔合并弥漫性腹膜炎
C. 急性胰腺炎
D. 绞窄性肠梗阻
E. 伤寒肠穿孔

64. 男，21 岁。3 天前受凉后“感冒”，症状已好转。1 小时前参加篮球比赛后出现气促。查体：双肺散在哮鸣音，心率 84 次/分。该患者发病最可能的机制是
A. 肺血管阻力增加
B. 心力衰竭
C. 神经调节失衡
D. 气道高反应性
E. 气道重构

65. 男，40 岁。平时喜欢饮热开水及热粥，近 5 个月进食困难并逐渐加重。钡餐检查：食管中段有 5cm 狭窄，黏膜断裂。最可能的诊断是
A. 食管癌
B. 食管瘢痕性狭窄
C. 食管炎
D. 贲门失弛缓症
E. 食管静脉曲张

66. 男，50 岁。上腹胀满不适 1 个月，伴明显反酸、恶心、呕吐，呕吐物多为宿食。查体：腹部见蠕动波，触之有振水音。可能为
A. 十二指肠球部溃疡合并幽门梗阻
B. 胃体溃疡
C. 慢性胃体炎
D. 慢性胃窦炎
E. 胃角溃疡

67. 女，49 岁。因子宫肌瘤、阴道出血先后在某医院输注 ABO 同型全血 2 次，共 800ml。2 次输血后均出现全身荨麻疹，且有广泛性皮肤瘙痒。此次入院准备做子宫切除需要输血，最好选择下列何种血制品
A. 保存全血
B. 红细胞悬液（添加红细胞）
C. 浓缩红细胞

D. 洗涤红细胞
E. 新鲜全血

68. 男，35 岁。饱餐后出现上腹部剧烈疼痛 8 小时，向后背放射，屈曲位腹痛减轻，伴呕吐。有胆囊结石病史。查体：腹软，上腹部有压痛、反跳痛，Murphy 征阴性，肠鸣音弱。最可能的诊断是
A. 消化道穿孔
B. 急性胆囊炎
C. 急性胰腺炎
D. 急性阑尾炎
E. 心肌炎

69. 男，40 岁。发现风湿性心脏病 10 余年。查体：双侧面颊部皮肤呈紫红色，心界向左扩大，心腰膨隆，心率 96 次/分，心尖部可闻及开瓣音及舒张期隆隆样杂音。该患者还可能有
A. 肺动脉瓣舒张早期杂音
B. 胸骨左缘第 3 肋间收缩期杂音
C. 第二心音减弱
D. 第一心音减弱
E. 第二心音逆分裂

70. 女，46 岁。右乳头刺痒，伴乳晕发红、糜烂 3 个月。查体：双侧腋窝无肿大淋巴结，乳头分泌物涂片细胞学检查见癌细胞。该患者癌变的类型是
A. 黏液细胞癌
B. 髓样癌
C. 鳞状细胞癌
D. 乳头湿疹样癌
E. 大汗腺样癌

71. 女，46 岁。突发性右侧肢体无力，伴头痛、呕吐，排黑便 3 次。有高血压和糖尿病病史 4 年。黑便原因很可能是
A. 食管癌
B. 胃癌
C. 胃溃疡
D. 急性胃黏膜病变
E. 胃黏膜脱垂

72. 男孩，12 岁。因感冒后发现有蛋白尿，很快出现少尿和水肿，病情发展快，立即做了肾活检。肾活检病理检测发现肾小球饱满，球囊壁的壁层上皮增生，大量的肾小管萎缩，胶质增生。可能的肾小球疾病是
A. 局灶性肾小球硬化
B. 硬化性肾小球肾炎
C. 膜增生性肾小球肾炎
D. 膜性肾病
E. 新月体性肾小球肾炎

73. 某地开展了伤寒疫苗预防接种，全地区 2500 名居民中有 1800 人接种疫苗，另有 700 人因各种原因未能接种疫苗。截至年底，该地区共出现伤寒病例 100 人，其中 30 例出现在接种者中，70 例出现在未接种者中，接种组伤寒发病率为 1.7%，未接种组伤寒发病率为 10%，两组发病相差约 5.9 倍，此结论是否正确
A. 正确，该疫苗对预防伤寒有很好的效果
B. 不正确，未进行显著性检验
C. 不正确，接种组和未接种组不是随机抽样的样本
D. 不正确，疫苗没有产生高的免疫

效价

E. 不正确，两组人数不等

74. 男，43 岁。吸烟 10 年，每天 1 包，不想戒烟。他说："我从来不生病，即使吸烟也不会得肺癌。"针对该患者的想法，首先应该向他指出的是

A. 吸烟相关疾病的严重性

B. 行为改变的有效性

C. 吸烟相关疾病的易感性

D. 行为改变的障碍

E. 自我效能的重要性

75. 女，40 岁。劳累时心悸、气短 2 年，腹胀、尿少 3 天。心电图示心房颤动，心室率 110 次/分，胸部 X 线片示心胸比 65%，肺淤血。下列有助于明确诊断的检查是

A. 超声心动图

B. 心导管检查

C. 心电图运动负荷试验

D. 心电向量图

E. 心脏核素检查

76. 女，35 岁。患者头痛数月，遇上感和月经来潮时疼痛加重，于是出于彻底检查的目的来院坚决要求做头颅 CT 检查，被医师拒绝。医师开出脑电图检查单和请耳鼻喉科会诊单。患者大为不满。为形成正常医患关系，该医师应该

A. 维持契约关系，完全按患者要求办，开单做 CT 检查

B. 维持契约关系，坚决按医生意见办，脑电图检查后再定

C. 维持契约信托关系，说服患者先行查体再定

D. 维持信托关系，对不信赖者拒绝接诊

E. 维持信托关系，先查 CT 和脑电图、进行会诊，然后查体

77. 女，22 岁。因服用吲哚美辛数片后感觉胃痛，今晨呕咖啡样胃内容物 400ml 来诊。既往无胃病史。首选的检查是

A. 血清胃泌素测定

B. B 超检查

C. X 线胃肠钡剂检查

D. 急诊胃镜检查

E. 胃液分析

78. 女，45 岁。在初次心理治疗的过程中，患者衣着整齐，言语清晰，但语速较快、逻辑欠清晰，倾诉欲特别强，说话滔滔不绝，不带丝毫停顿。为节省时间，尽快了解患者的主要问题，医生应对患者

A. 解释其多话原因

B. 训斥其说话无主题

C. 使用封闭式提问

D. 诊断为躁狂症

E. 继续认真倾听

79. 男，65 岁。反复咳嗽、咳痰 10 年，气短 2 年。查体：双肺呼吸音减弱，未闻及干湿啰音。胸部 X 线检查：双下肺纹理增粗。动脉血气分析：pH 7.40，PaO_2 75mmHg，$PaCO_2$ 45mmHg。最可能的诊断是

A. 心力衰竭

B. 支气管哮喘

C. 支气管扩张症

D. 慢性阻塞性肺疾病
E. 间质性肺炎

80. 女，56 岁。患高血压、冠心病，死于急性心肌梗死。尸检发现双侧肾脏大小不等，右侧稍大，表面光滑，皮髓界限清楚；左侧明显缩小，肾表面高低不平，不规则凹陷性瘢痕，皮髓界限不清，肾乳头萎缩，肾盂变形，黏膜粗糙。肾的病变是哪种疾病的表现
A. 高血压固缩肾
B. 动脉粥样硬化性固缩肾
C. 动脉栓塞后肾硬化
D. 慢性肾盂肾炎
E. 左肾先天性畸形

81. 男，44 岁。长期饮酒，而后出现肝区疼痛，该患者肝脏的主要病变可能是
A. 肝细胞嗜酸性变
B. 肝细胞脂肪变性
C. 肝窦内皮增生
D. 肝细胞水样变性
E. 肝小动脉透明变性

82. 一种筛检乳腺癌的试验用于研究经病理检查证实患有乳腺癌的 400 名妇女和未患乳腺癌的 400 名妇女，结果患癌组有 100 例阳性，未患癌组有 50 例阳性，该试验能将实际无病判定为阴性的能力是
A. 100/300 = 0. 33
B. 100/400 = 0. 25
C. 100/150 = 0. 67
D. 50/400 = 0. 125
E. 350/400 = 0. 87

83. 女，43 岁。右颈部肿物伴低热 2 周，抗生素治疗无效，经查体临床诊断为亚急性甲状腺炎，下列不支持诊断的检查结果是
A. 红细胞沉降率快
B. 可有三碘甲腺原氨酸（T_3）增高，促甲状腺激素（TSH）降低
C. 可有游离三碘甲腺原氨酸（FT_3）升高，TSH 降低
D. 促甲状腺激素受体刺激性抗体（TSAb）阳性
E. 甲状腺摄碘率功能降低

84. 女，55 岁。体重 76kg，身高 160cm。因多饮、多尿确诊为 2 型糖尿病，经饮食治疗和运动锻炼，2 个月后空腹血糖为 8. 8mmol/L，餐后 2 小时血糖 13mmol/L。进一步治疗应选择
A. 加磺酰脲类降糖药
B. 加双胍类降糖药
C. 加胰岛素治疗
D. 加口服降糖药和胰岛素
E. 维持原饮食治疗和运动

85. 女，55 岁。原发性高血压病史 10 年，糖尿病病史 3 年，血压控制目标值为
A. <120/80mmHg
B. <130/80mmHg
C. <130/85mmHg
D. <140/90mmHg
E. <160/100mmHg

86. 男，22 岁，大学生。平常乐于助人、尊师爱校。不仅在学习上经常帮助同学，而且在生活上也常常照顾他人，并能积极组织班级的集体活动。这种行为方式在性格的特征中属于

A. 行为特征
B. 意志特征
C. 态度特征
D. 情绪特征
E. 理智特征

87. 女，28 岁。被人发现昏迷且休克，屋内有火炉，且发现有敌敌畏空瓶。查体：T 36℃，BP 90/60mmHg，四肢厥冷，腱反射消失，心电图示一度房室传导阻滞，尿糖（+），尿蛋白（+），血液 COHb 为 60%，下列哪项疾病可能性大
A. 急性巴比妥类药物中毒
B. 急性有机磷农药中毒
C. 急性 CO 中毒
D. 糖尿病酸中毒
E. 急性亚硝酸盐中毒

88. 青年女性，农民。头晕、心悸、颜面苍白 5 年，并感吞咽困难。血红蛋白 45g/L，红细胞计数 2.0×10^{12}/L，白细胞计数及血小板计数正常。血片见红细胞大小不均，以小细胞为主，中心染色过浅。首选抗贫血制剂为
A. 维生素 B_{12}
B. 叶酸
C. 口服铁剂
D. 雄激素
E. 泼尼松

89. 男，54 岁。有糖尿病病史，近几年因工作紧张患高血压，测血压 160/100mmHg。最好选用哪种降压药
A. 氢氯噻嗪
B. 可乐定
C. 氯沙坦
D. 普萘洛尔
E. 利血平

90. 某患者凌晨因心脏病发作被送入医院抢救，但不幸于当日上午 8 时死亡。下午 3 时，患者家属要求查阅病历，院方以抢救时间紧急，尚未补记病历为由不予提供，引起患者家属不满，投诉至卫生局。根据《医疗事故处理条例》规定，应给予该医院的处理是
A. 限期整改
B. 责令改正
C. 罚款
D. 吊销执业许可证
E. 警告

91. 女，49 岁。乳头内陷，乳头及乳晕周围皮肤呈暗红色，表层脱屑明显，有时伴有浅表溃疡。可能的病变是
A. 湿疹样癌
B. 乳腺导管内癌
C. 乳腺浸润性导管癌
D. 乳腺浸润性小叶癌
E. 乳腺小叶原位癌

92. 男，48 岁。患高血压、糖尿病 10 余年，近 1 年水肿，尿量减少。查体：BP 180/100mmHg，贫血外观，心前区闻及心包摩擦音。Scr 升高，血尿素氮（BUN）升高。该患者心包摩擦音应考虑
A. 结核性渗出性心包炎
B. 急性心肌梗死
C. 慢性心肌炎
D. 慢性尿毒症性心包炎
E. 非特异性心包炎

93. 女，31岁。间断上腹隐痛4年，疼痛无规律，多于餐后发生，无反酸、胃灼热、消瘦。查体：心肺无异常，腹部无压痛，未触及包块，肝、脾肋下未触及。腹部B超未见异常。最有可能的诊断是
A. 慢性胆囊炎
B. 慢性阑尾炎
C. 慢性胃炎
D. 慢性胰腺炎
E. 胃食管反流病

94. 女，37岁。发热、气短10天，伴明显刺激性咳嗽、咽痛、头痛。白细胞增多。胸部X线片呈双下肺点片状浸润影。最有可能的诊断为
A. 肺炎链球菌肺炎
B. 葡萄球菌肺炎
C. 肺结核
D. 肺炎支原体肺炎
E. 肺孢子菌肺炎

95. 男，27岁。慢性腹泻3年，大便每天2~3次，常带少量黏液。反复粪便致病菌培养阴性。结肠镜检查见为直肠、降结肠和横结肠充血、水肿，有少数散在浅溃疡。拟诊为溃疡性结肠炎。首选的治疗方案是
A. 泼尼松口服
B. 大剂量抗生素静脉注射
C. 甲硝唑保留灌肠
D. 氢化可的松保留灌肠
E. 美沙拉秦口服

96. 男，45岁。进行性消瘦，贫血、乏力、右下腹触及包块，大便潜血试验阳性。最可能的诊断是
A. 降结肠癌
B. 结肠息肉
C. 溃疡性结肠炎
D. 升结肠癌
E. 慢性细菌性痢疾

97. 男，32岁。因肝损伤行急症手术。曾患甲型病毒性肝炎已治愈。术中见肝右叶外侧5cm裂口，深3cm。术后肝肾功能检查正常，食欲、体力恢复正常。肝损伤得以顺利修复。从内环境分析，主要起再生作用的是
A. 不稳定细胞
B. 肥大细胞
C. 纤维细胞
D. 稳定细胞
E. 永久性细胞

98. 男，50岁。刺激性咳嗽、痰中带血3周。胸部正位片示右肺门阴影增大。确诊检查方法是
A. 胸部CT
B. 胸部超声检查
C. 放射性核素肺扫描
D. 纤维支气管镜检和活检
E. 支气管动脉造影

99. 男，68岁。活动后心悸、气短4年。突发喘憋1小时来诊。原发性高血压病史10年余，平时血压波动于（130~150）/（70~90）mmHg。查体：BP 230/100mmHg，端坐位，双肺底可闻及少许湿啰音，心率114次/分。该患者最适宜的治疗是
A. 口服硝苯地平

B. 口服阿替洛尔
C. 肌内注射利血平
D. 口服哌唑嗪
E. 静脉滴注硝普钠

100. 女，24岁。间断发热、咳嗽10余天。最高体温37.6℃，无痰。既往体健。查体：T 37.4℃，P 86次/分，R 19次/分，BP 100/70mmHg，右上肺叩诊呈浊音。血常规：WBC $8.6\times10^9/L$，N 0.68。胸部X线片示右上肺斑片状阴影，其内可见不规则透亮区。最可能的诊断是
A. 肺炎克雷伯菌肺炎
B. 金黄色葡萄球菌肺炎
C. 吸入性肺脓肿
D. 肺结核
E. 肺囊肿继发感染

101. 女，69岁。持续胸痛6小时。查体：BP 110/70mmHg，双肺未闻及干湿啰音，心率125次/分，律齐，心脏各瓣膜区未闻及杂音。心电图示部分ST-T抬高。实验室检查：血肌钙蛋白水平升高。该患者最可能的诊断是
A. 胸膜炎
B. 心绞痛
C. 肺血栓栓塞症
D. 急性心肌梗死
E. 心包炎

102. 男，68岁。慢性阻塞性肺疾病病史12年。动脉血气分析：pH 7.36，PaO_2 43mmHg，$PaCO_2$ 52mmHg，对该患者可以改善预后的措施是
A. 预防性使用抗生素
B. 吸入糖皮质激素
C. 使用支气管扩张药
D. 肺康复锻炼
E. 长期家庭氧疗

103. 男，32岁。上夜班时突发上腹部剧烈疼痛，20分钟后疼痛波及右下腹。检查：肝浊音界消失，上腹部腹肌紧张，右下腹有明显压痛及反跳痛。该患者最可能的诊断是
A. 胃溃疡急性穿孔
B. 急性阑尾炎
C. 急性胆囊炎
D. 急性胰腺炎
E. 急性小肠梗阻

104. 男，25岁。发热、咳嗽3天。行胸部X线片检查诊断为“右下肺炎”，经抗感染治疗后症状好转，后体温再次升高，伴憋气、胸痛，吸气时加重。查体发现右下肺呼吸音消失。此时最可能出现的并发症是
A. 急性呼吸窘迫综合征
B. 类肺炎性胸腔积液
C. 肺不张
D. 自发性气胸
E. 肺血栓栓塞症

105. 某新生儿室发现多名发热、流涕、口唇发绀的患儿。查体均发现心动过速，心音低钝。心电图呈心肌炎表现。患儿最可能感染的病原体是
A. 柯萨奇病毒
B. 麻疹病毒
C. 单纯疱疹病毒
D. 腺病毒
E. 流感病毒

106. 女，22 岁。4 周前发热、咳嗽、流涕，持续 1 周自愈。近 1 周心悸、气短。否认心脏病病史。查体：T 36.2℃，BP 110/65mmHg，心界不大。血清 CK-MB 水平增高。心电图示窦性心律，心率 103 次/分，PR 间期 0.21 秒，余未见异常。最可能的诊断是
A. 急性心肌梗死
B. 急性心包炎
C. 扩张型心肌病
D. 肥厚型心肌病
E. 病毒性心肌炎

107. 男，47 岁。HBsAg 阳性 20 年，乏力、食欲缺乏、尿黄 7 天。体格检查：巩膜黄染，肝肋下 2cm，质软。实验室检查：ALT 460U/L，总胆红素（TBil）84μmol/L，HBV DNA 1.2×10^5copies/ml，抗 HAV IgM（-），抗 HEV（-），抗 HCV（-）。最重要的药物是
A. 核苷（酸）类似物
B. 护肝药物
C. 退黄药物
D. 干扰素
E. 利巴韦林

108. 女，36 岁。喘憋、咯血 3 小时。查体：BP 130/70mmHg，双肺满布湿啰音和哮鸣音，心率 102 次/分，心律齐，P_2 亢进，心尖部可闻及舒张期杂音。该患者最适宜的治疗是
A. 静脉滴注多巴胺
B. 口服凝血酶
C. 静脉滴注垂体后叶激素
D. 静脉推注呋塞米
E. 雾化吸入沙丁胺醇

109. 男，48 岁。呕血 5 小时。查体：P 120 次/分，BP 95/60mmHg；营养状况差，巩膜明显黄染；腹壁可见静脉曲张，肝未触及，脾肋下 6cm，移动性浊音阳性。该患者最可能的呕血原因是
A. 消化性溃疡
B. 胆道出血
C. 食管-胃底静脉曲张破裂
D. 急性糜烂出血性胃炎
E. 胃癌

110. 男，60 岁。既往高血压 6 ~ 7 年，2 年前曾患脑血栓，现仍有左肢体瘫痪，2 天前突然大咯血，今日 2 小时内咯血约 500ml。下列哪种药不能使用
A. 氨甲苯酸
B. 卡巴克络
C. 垂体后叶激素
D. 2% 普鲁卡因
E. 鱼精蛋白

111. 男，28 岁。左胸外伤后 1 小时，胸痛、呼吸困难。查体：BP 120/80mmHg，心率 100 次/分；左前外侧胸壁皮下淤血，局部约 6cm×6cm 的区域反常呼吸运动。目前明确的诊断是
A. 气胸
B. 血胸
C. 肋骨骨折
D. 支气管断裂
E. 胸腹联合伤

112. 女，23 岁。因低热、腹痛诊断为结核性腹膜炎。近日呕吐、腹胀，未解大

便。最可能的并发症是

A. 肠梗阻

B. 肠穿孔

C. 中毒性肠麻痹

D. 肠出血

E. 肠坏死

113. 男，30 岁。右腹股沟梨形肿块 5 年，时隐时现，逐渐增大，站立时出现，平卧后消失。查体：外环超过一指，压迫内环后肿块不出现。诊断最可能是

A. 先天性睾丸鞘膜积液

B. 精索肿物

C. 精索鞘膜积液

D. 腹股沟斜疝

E. 腹股沟直疝

114. 男，60 岁。咳嗽 20 年，心悸、气短 3 年，发热 5 天。查体：发绀，颈静脉怒张，桶状胸，双肺干湿啰音，心率 100 次/分，心律齐，$P_2>A_2$，肝右肋下 3cm，下肢轻度水肿。应用哪种药物治疗合适

A. 毒毛花苷 K 0.25mg 静脉注射

B. 呋塞米静脉注射

C. 吗啡肌内注射

D. 应用青霉素、阿米卡星及氨茶碱

E. 泼尼松口服

115. 男，78 岁。突发头晕、心悸 15 分钟。心律失常病史 6 年。查体：BP 70/40mmHg，心界不大，心率 30 次/分，心律齐。心电图：P 波频率 84 次/分，QRS 波群宽大畸形。引起头晕最可能的原因是

A. 房性期前收缩伴差异性传导

B. 窦性心动过缓

C. 完全性右束支传导阻滞

D. 完全性左束支传导阻滞

E. 三度房室传导阻滞

116. 女，20 岁。3 个月来发热、盗汗、腹痛、腹胀。查体：巩膜无黄染，颈静脉无怒张。腹部移动性浊音（+）。腹水比重 1.020，蛋白定量 40g/L，白细胞计数 600×10^6/L，单核细胞占比 0.80。最可能的诊断是

A. 缩窄性心包炎

B. 原发性腹膜炎

C. 结核性腹膜炎

D. 肝硬化腹水

E. 化脓性腹膜炎

A_3/A_4 型选择题

答 题 说 明

以下提供若干个案例，每个案例下设若干道试题。请根据案例所提供的信息，在每一道试题下面的 A、B、C、D、E 五个备选答案中选择一个最佳答案。

（117～118 题共用题干）

女，28 岁。葡萄胎清宫术后阴道持续少量流血 3 个月。妇科检查：子宫如妊娠 50 天大小，质软，双侧附件均可触及囊性肿物，大小约 5cm×4cm，活动好，尿 hCG 阳性。盆腔超声示子宫肌层有一 4cm×3cm 不均质回声，血流信号丰富，两侧附件区有囊肿性低回声包块。

117. 该患者最可能的诊断为
A. 侵蚀性葡萄胎
B. 不全流产
C. 早孕合并卵巢囊肿
D. 绒毛膜癌
E. 子宫腺肌病合并卵巢囊肿

118. 首选的治疗为
A. 卵巢囊肿切除术
B. 放射治疗
C. 子宫病灶切除术
D. 清宫术
E. 化学治疗

（119～121 题共用题干）

女，65 岁。进行性吞咽困难 3 个月，体重下降 7kg，目前能进半流食。

119. 对该患者最可能的诊断是
A. 食管灼伤狭窄
B. 食管癌
C. 食管平滑肌瘤
D. 贲门失弛缓症
E. 小肠癌

120. 该患者食管吞钡检查不会出现的描述是
A. 食管呈鸟嘴样改变
B. 食管充盈缺损
C. 食管管壁僵硬
D. 龛影
E. 食管黏膜断裂

121. 进一步确诊的首选检查方式是
A. 胸部 CT
B. 食管超声检查
C. 食管拉网
D. 食管镜检查+活检
E. PET

（122～124 题共用题干）

男，58 岁。上腹餐后轻度疼痛半年，X 线钡餐检查发现胃窦部有一直径为 1.5cm 大小龛影，局部胃壁略僵硬。B 超检查示肝内有一可疑低回声区，直径约 1.5cm。实验室检查：血红蛋白 90g/L，白细胞计数 5×10^9/L，A/G 为 3。

122. 需要首先进行的检查是
A. 电子计算机 X 线断层扫描
B. 选择性血管造影

C. 纤维胃镜
D. 超声引导下穿刺
E. 核素肝扫描

123. 需要进行的免疫学诊断是
A. 癌胚抗原测定
B. 胎儿硫糖蛋白抗原测定
C. 甲胎蛋白测定
D. 白细胞黏附抑制试验
E. 皮肤迟缓反应试验

124. 当上述诊断方法均不能进行时，应考虑
A. 密切观察其发展
B. 立即进行放射治疗
C. 立即进行化学治疗
D. 手术探查
E. 中西医结合治疗

（125～126 题共用题干）

男，50 岁。近几年逐渐出现心悸、乏力、活动后气急。查体：心脏向左下扩大，心尖部有舒张期滚筒样杂音，主动脉瓣听诊区闻及舒张期泼水样杂音。

125. 可能的诊断是
A. 二尖瓣关闭不全
B. 二尖瓣狭窄
C. 主动脉瓣狭窄
D. 肥厚型梗阻性心肌病
E. 主动脉瓣关闭不全

126. 应选用的药物是
A. 地高辛
B. 硝酸甘油
C. 普萘洛尔
D. 卡托普利
E. 氢氯噻嗪

（127～129 题共用题干）

男，48 岁。乙型肝炎病史 10 年，困乏力、低热、腹胀、少尿就诊。查体：巩膜黄染，腹部膨隆，有大量腹水存在，肝略缩小，脾大。超声：肝内纤维增殖，肝硬化结节形成，门静脉和脾静脉增宽。诊断为肝炎后肝硬化，门静脉高压症。

127. 下列不能提示肝功能严重损害的指标是
A. 白蛋白明显降低
B. 转氨酶轻度提高
C. 重度黄疸
D. 大量腹水
E. 扑翼样震颤

128. 对该患者不适当的治疗措施为
A. 卧床休息
B. 忌盐饮食
C. 精氨酸静脉滴注
D. 合并应用留钾和排钾利尿药
E. 反复多次抽放腹水

129. 如果治疗不当（如上题）可能会出现
A. 上消化道出血
B. 低蛋白血症
C. 肝性脑病
D. 代谢性酸中毒
E. 高钾血症

B_1 型选择题

答题说明

以下提供若干组试题，每组试题共用在试题前列出的 A、B、C、D、E 五个备选答案，请从中选择一个与问题关系最密切的答案。某个备选答案可能被选择一次、多次或不被选择。

（130～131 题共用备选答案）

A. 对病毒感染有效
B. 对念珠菌属感染有效
C. 杀灭结核分枝杆菌
D. 抑制二氢蝶酸合酶活性
E. 对立克次体感染有效

130. 多西环素的药理作用是
131. 磺胺药的药理作用是

（132～133 题共用备选答案）

A. 乳腺癌
B. 乳房纤维腺瘤
C. 乳房囊性增生病
D. 乳管内乳头状瘤
E. 乳房肉瘤

132. 女，32 岁。主诉右乳房肿痛，与月经周期有关，检查乳房有多个结节状肿块，边界不清，可推动。诊断首先考虑为
133. 女，25 岁。右乳房外上象限有一肿块，3cm×3cm 大小，质韧、光滑、边界清楚、易推动。诊断首先考虑为

（134～135 题共用备选答案）

A. 胆盐与缩胆囊素
B. 乙酰胆碱与组胺
C. 盐酸与脂肪
D. 促胰液素与胰高血糖素
E. 抑胃肽与缩胆囊素

134. 促进胃液分泌的因素是
135. 抑制胃液分泌的因素是

（136～137 题共用备选答案）

A. 上腹部可听到血管杂音
B. 高血压发生于蛋白尿之后
C. 尿中白细胞、脓细胞较多，且有尿频、尿急史
D. 满月脸、多毛
E. 发作时血压骤升，伴头痛、心悸、面色苍白，发作间期血压正常

136. 肾动脉狭窄的表现为
137. 嗜铬细胞瘤的表现为

（138～140 题共用备选答案）

A. 双盲
B. 单盲
C. 样本含量
D. 三盲
E. 随机分组

138. 目的是平衡实验组和对照组混杂因素的是
139. 研究者和研究对象均不知分组情况的是
140. 包括连续变量和非连续变量样本大小的估计是

（141～142 题共用备选答案）

A. 掌握手术指征，动机纯正

B. 对症下药，剂量安全

C. 勇担风险，团结协作

D. 减轻痛苦，加速康复

E. 以健康、稳定的情绪影响患者

141. 手术后治疗的伦理要求是

142. 心理治疗的伦理要求是

（143～144 题共用备选答案）

A. 肠套叠

B. 粘连性肠梗阻

C. 小肠扭转

D. 乙状结肠扭转

E. 结肠癌致肠梗阻

143. 小儿肠梗阻最常见的原因是

144. 成人机械性肠梗阻最常见的是

（145～146 题共用备选答案）

A. 48 小时

B. 7 日

C. 12 小时

D. 14 日

E. 6 小时

145. 医患双方对死因有异议的，应当在患者死亡后多久内进行尸检

146. 医患双方对死因有异议的，具有尸体冷冻条件的，尸检时间可延长至患者死亡后多久内进行

（147～148 题共用备选答案）

A. 右心室梗死

B. 下壁心肌梗死

C. 心室游离壁梗死

D. 左心房梗死

E. 左心室梗死

147. 乳头肌功能失调或断裂多见于

148. 房室传导阻滞多见于

（149～150 题共用备选答案）

A. 左侧卧位

B. 膝胸位

C. 截石位

D. 蹲位

E. 弯腰前俯位

149. 直肠指诊和结肠镜检查常用的体位是

150. 可看到内痔和脱肛状况的最佳体位是

参考答案

1. B	2. A	3. C	4. D	5. B	6. B	7. E	8. C	9. C	10. B
11. D	12. E	13. A	14. B	15. A	16. A	17. E	18. C	19. B	20. E
21. B	22. D	23. B	24. C	25. B	26. D	27. A	28. D	29. C	30. A
31. D	32. D	33. B	34. E	35. A	36. A	37. E	38. B	39. B	40. D
41. D	42. B	43. C	44. C	45. B	46. E	47. A	48. D	49. A	50. A
51. E	52. B	53. E	54. D	55. C	56. D	57. E	58. E	59. B	60. E

61. C	62. A	63. B	64. D	65. A	66. A	67. D	68. C	69. A	70. D
71. D	72. E	73. C	74. C	75. A	76. C	77. D	78. C	79. D	80. D
81. B	82. E	83. D	84. B	85. B	86. C	87. C	88. C	89. C	90. B
91. A	92. D	93. C	94. D	95. E	96. D	97. D	98. D	99. E	100. D
101. D	102. E	103. A	104. B	105. A	106. E	107. A	108. D	109. C	110. C
111. C	112. A	113. D	114. D	115. E	116. C	117. A	118. E	119. B	120. A
121. D	122. C	123. A	124. D	125. E	126. D	127. B	128. E	129. C	130. E
131. D	132. C	133. B	134. B	135. C	136. A	137. E	138. E	139. A	140. C
141. D	142. E	143. A	144. B	145. A	146. B	147. B	148. B	149. A	150. D

210-2

2024 全国临床执业助理医师资格考试模拟试卷（三）

（医学综合笔试部分）

第二单元

考试日期：20××年×月×日
考试时间：13：30～15：30

考生姓名：________
准考证号：________
考 场 号：________

中国协和医科大学出版社
北 京

A_1 型选择题

答题说明

每一道试题下面有 A、B、C、D、E 五个备选答案，请从中选择一个最佳答案。

1. 对考核不合格的医师，县级以上人民政府卫生健康主管部门应当责令其暂停执业活动
   A. 5 年
   B. 4 年
   C. 3 年
   D. 2 年
   E. 3 ~ 6 个月

2. 胫骨中下 1/3 交界处易骨折，其主要原因是
   A. 胫骨形状有棱角
   B. 负重量较大
   C. 位于皮下软组织少
   D. 易受直接或间接暴力
   E. 为骨的形态转变移行处

3. 下列哪项属于卵巢皮样囊肿的特点
   A. 是最常见的卵巢良性生殖细胞肿瘤
   B. 恶变率极高，预后好
   C. hCG 升高
   D. CA125 升高
   E. 具有男性化作用

4. 人体铁吸收率最高的部位是
   A. 回肠远段及回盲部
   B. 升结肠及降结肠
   C. 食管及胃
   D. 十二指肠及空肠上段
   E. 空肠下段及回肠近段

5. 下列组合哪项正确
   A. 急性淋巴细胞白血病——儿童病例绿色瘤常见
   B. 急性粒细胞白血病——特异性皮肤损害多见
   C. 急性早幼粒细胞白血病——多伴 DIC
   D. 慢性淋巴细胞白血病——不会发生急性变
   E. 慢性粒细胞白血病——多伴中枢神经系统白血病

6. 关于感染过程中潜伏性感染特点的叙述，正确的是
   A. 病原体不断排出体外
   B. 病原体侵入人体后潜伏在各个部位
   C. 每种感染性疾病均有潜伏性感染
   D. 迅速引起显性感染
   E. 一旦免疫功能下降可引起显性感染

7. 以下不是坐骨神经损伤表现的是
   A. 高位损伤，引起股后部肌肉及小腿和足部所有肌肉全部瘫痪
   B. 高位损伤，导致膝关节不能屈、踝关节与足趾运动功能完全丧失，呈足下垂

C. 膝关节呈屈曲状态，行走时呈震颤步态

D. 足部出现神经营养性改变

E. 小腿后外侧和足部感觉丧失

8. 血管升压素合成部位主要在

A. 腺垂体

B. 神经垂体

C. 肾上腺

D. 下丘脑室旁核

E. 下丘脑视上核

9. 甲状腺功能亢进症最常见的甲状腺改变是

A. 结节性甲状腺肿

B. 弥漫性甲状腺肿

C. 慢性淋巴细胞性甲状腺炎

D. 甲状腺腺瘤

E. 甲状腺腺癌

10. 关于急性中毒的治疗原则，不正确的是

A. 立即终止接触毒物

B. 酸性毒物污染皮肤、黏膜后应用碱性液体冲洗、中和

C. 根据患者不同情况进行对症治疗

D. 及早使用特效解毒剂和拮抗剂

E. 迅速清除进入体内已经被吸收或尚未被吸收的毒物

11. 丹毒的致病菌是

A. 梭状芽孢杆菌

B. 乙型溶血性链球菌

C. 金黄色葡萄球菌

D. 白色葡萄球菌

E. 表皮葡萄球菌

12. 骑跨性会阴部损伤易损伤尿道的部位是

A. 前列腺部

B. 球部

C. 膜部

D. 悬垂部

E. 膀胱

13. FAB 分类，哪项为 POX 反应、非特异酯酶均阴性

A. M_3

B. ALL-L_3

C. M_{2a}

D. M_5

E. M_4Eo

14. 慢性肾炎治疗的主要目的不包括

A. 防止肾功能进行性恶化

B. 延缓肾功能进行性恶化

C. 改善或缓解临床症状

D. 防治严重并发症

E. 消除尿蛋白及尿红细胞

15. 下列颅脑损伤最急需处理的是

A. 脑震荡

B. 顶部凹陷性骨折，深度达 1.5cm

C. 颅底骨折引起外耳道出血

D. 开放性颅脑损伤，脑组织外溢

E. 颅内血肿并脑疝形成

16. 最易演变成结肠癌的疾病是

A. 波伊茨-耶格（Peutz-Jeghers）综合征

B. 克罗恩病

C. 炎症性息肉
D. 家族性肠息肉病
E. 溃疡性结肠炎

17. 胎心率早期减速的原因是
A. 胎儿缺氧
B. 胎动
C. 子宫收缩
D. 胎头受压
E. 胎盘功能减低

18. 在糖尿病诊断时，以下最有价值的检查是
A. 空腹血糖+胰岛素
B. 餐后血糖+胰岛素
C. 75g 口服葡萄糖耐量试验+胰岛素或 C 肽释放
D. 100g 口服葡萄糖耐量试验+胰岛素或 C 肽释放
E. 糖化血红蛋白

19. 疱疹性咽峡炎最常见的病原体是
A. 单纯疱疹病毒
B. 腺病毒
C. 柯萨奇病毒
D. 呼吸道合胞病毒
E. 副流感病毒

20. 子宫内膜异位症最主要的临床症状是
A. 经期第 1 ~2 天出现腹痛
B. 两侧下腹剧烈疼痛
C. 经期腹痛伴发热
D. 经期腹痛伴肛门坠胀感
E. 继发性痛经，进行性加重

21. 关于生长激素功能的叙述，错误的是
A. 加速蛋白质的合成
B. 促进生长发育
C. 促进脂肪的合成
D. 升高血糖水平
E. 减少尿排出

22. 下列表现中最符合急性肾盂肾炎的是
A. 发热、水肿、尿频、尿痛及尿沉渣白细胞增多
B. 高血压、水肿、尿频、尿痛及尿沉渣白细胞成堆
C. 高热、尿频、尿急、尿痛、肾区叩痛，尿中白细胞及其管型增多
D. 发热、水肿、尿频、尿急、尿痛及蛋白尿
E. 发热、皮肤黏膜出血、尿频、尿急、尿痛及蛋白尿

23. 意识清晰状态下的幻觉常见于
A. 精神分裂症
B. 中毒性精神病
C. 脑炎所致精神障碍
D. 躯体疾病所致精神障碍
E. 脑肿瘤所致精神障碍

24. 关于头皮裂伤，错误的是
A. 钝性撞击不会发生裂伤
B. 急救时应立即包扎止血
C. 24 小时的裂伤清创后可一期缝合
D. 清创后，采用分层缝合为好
E. 头皮缺损应予修补

25. 关于用糖皮质激素治疗肾病综合征，下

列哪项是错误的
A. 用药后尿蛋白减少立即减量
B. 症状无反复，每 2 周左右减量 1 次
C. 以最小有效量作为维持量
D. 用药 4 周无效可加其他免疫抑制药
E. 注意血压

26. 股骨髁上骨折及膝关节脱位，易损伤
A. 胫神经
B. 坐骨神经
C. 腓总神经
D. 桡神经
E. 正中神经

27. 破裂性思维的表现是
A. 句与句之间无意义上的联系
B. 联想缓慢，言语速度慢
C. 联想加速，思维活跃
D. 用具体概念来代替抽象概念
E. 逻辑倒错性思维

28. 苯丙酮尿症主要的神经系统危害是
A. 肌痉挛
B. 智能发育落后
C. 癫痫小发作
D. 行为异常
E. 多动

29. 儿童初次接种麻腮风疫苗的时间是
A. 生后 2 个月
B. 生后 4 个月
C. 生后 8 个月
D. 4 岁时加强 1 次
E. 8 岁时加强 1 次

30. 早产儿的胎龄应是
A. >25 周至<37 足周
B. >26 周至<37 足周
C. >27 周至<38 足周
D. ≥28 周至<37 足周
E. ≥28 周至<38 足周

31. 特发性面神经麻痹急性期的治疗是
A. 尽早应用皮质激素
B. 针灸
C. 维生素 B_1、维生素 B_{12}
D. 常规预防性应用抗生素
E. 手术治疗

32. 胎儿娩出后，胎盘娩出前，阴道大出血，应选哪种处理方法
A. 以纱条填塞阴道
B. 牵引脐带，使胎盘剥离
C. 用胎盘钳夹取胎盘
D. 徒手剥离胎盘
E. 阴道检查有无软产道裂伤

33. 下列关于脊椎结核的叙述，错误的是
A. 多有局部红、肿、热、痛及高热
B. 边缘型椎体结核易发生椎间盘破坏
C. 中心型椎体结核一般只侵犯一个椎体
D. X 线片表现为骨质破坏和椎间隙狭窄
E. 以椎体结核占多数

34. 前列腺增生症最重要的症状是
A. 尿频
B. 尿急

C. 尿痛
D. 血尿
E. 进行性排尿困难

35. 测定基础代谢率时，正确的做法是
A. 测量可在 24 小时内任何时刻进行
B. 测量前一天晚上的饮食不受任何限制
C. 受试者应处于睡眠状态
D. 受试者无精神紧张和肌肉活动
E. 室温不限高低，但要求恒定不变

36. 急性颅内压增高，有脑疝征象时，应立即使用
A. 50% 葡萄糖
B. 20% 甘露醇
C. 25% 山梨醇
D. 50% 甘油
E. 呋塞米

37. 尿毒症患者血液系统的表现为
A. 小细胞低色素性贫血
B. 白细胞出现中毒颗粒、核左移
C. 血小板异常增多
D. 贫血常为中、重度
E. 促红细胞生成素增加

38. 关于胎盘功能，下述各项中不正确的是
A. 葡萄糖以易化扩散方式通过胎盘
B. 游离脂肪酸不能通过胎盘屏障
C. 氨基酸以主动运输方式通过胎盘
D. 母血中免疫抗体如 IgG 能通过胎盘
E. 尿素、尿酸等经胎盘转输入母血

39. 急性脊髓灰质炎的瘫痪特点是
A. 对称性弛缓性瘫痪，有感觉障碍
B. 对称性弛缓性瘫痪，无感觉障碍
C. 不对称性弛缓性瘫痪，有感觉障碍
D. 不对称性弛缓性瘫痪，无感觉障碍
E. 双下肢痉挛性瘫痪，无感觉障碍

40. 以下疾病，最常出现智能障碍的是
A. 焦虑症
B. 抑郁发作
C. 精神分裂症
D. 强迫障碍
E. 脑器质性精神障碍

41. 急性肾炎的主要治疗是
A. 休息和加强营养
B. 休息和对症治疗
C. 用激素与免疫抑制药
D. 抗凝疗法
E. 透析

42. 妊娠期母体循环血量达高峰的时期是在妊娠
A. 28 ~ 30 周
B. 32 ~ 34 周
C. 36 ~ 38 周
D. 20 ~ 22 周
E. 24 ~ 26 周

43. 关于小儿维生素 D 缺乏性佝偻病的预防措施，不正确的是
A. 适当多晒太阳
B. 孕母补充维生素 D 及钙剂
C. 及时添加辅食

D. 提倡母乳喂养

E. 早产儿2个月时开始补充维生素D

44. 维生素 B_{12} 是许多代谢过程所必需的，下列哪种情况不会引起其缺乏

A. 慢性胃炎引起的胃酸缺乏

B. 胃壁细胞的自家免疫性破坏

C. 外科切除空肠

D. 外科切除回肠

E. 胃全切除

45. 妊娠28周以后，正常胎动次数为每2小时大于等于

A. 8次

B. 9次

C. 10次

D. 15次

E. 20次

46. 婴儿每日水的需要量是

A. 180ml/kg

B. 150ml/kg

C. 130ml/kg

D. 100ml/kg

E. 80ml/kg

47. 诊断早期急性血源性骨髓炎的重要依据是

A. 全身中毒症状

B. 局部红、肿、热、痛

C. 白细胞计数升高

D. 局部分层穿刺

E. X线片示骨质有破坏

48. 麻疹早期最有意义的临床诊断依据是

A. 有感冒接触史

B. 发热、流涕、咳嗽

C. 耳后淋巴结肿大

D. 手、足出现红色斑丘疹

E. 科氏（Koplik）斑

49. 5岁小儿的身高、体重及头围约是

A. 90cm、12kg、44cm

B. 95cm、14kg、46cm

C. 100cm、16kg、48cm

D. 110cm、18kg、50cm

E. 110cm、20kg、52cm

50. 缓解骨关节炎疼痛的首选药物是

A. 泼尼松

B. 对乙酰氨基酚

C. 氨基葡萄糖

D. 透明质酸钠

E. 碳酸钙

51. 可出现幻觉、妄想症状的精神障碍是

A. 强迫症

B. 焦虑症

C. 疑病症

D. 神经衰弱

E. 抑郁症

52. 甲状腺次全切除术后48小时内，最危急的并发症是

A. 甲状腺危象

B. 喉返神经单侧损伤

C. 呼吸困难和窒息

D. 喉上神经内侧支损伤

E. 甲状腺功能下降

53. 患者凭空听到有两个人在耳边议论自己，此症状是
A. 妄想
B. 感觉倒错
C. 非真实感
D. 幻觉
E. 空间感知综合障碍

54. 不属于癌前病变的是下列哪种病理改变
A. 黏膜白斑
B. 溃疡性结肠炎
C. 十二指肠溃疡
D. 乳腺导管上皮乳头状瘤样增生
E. 家族性腺瘤性肠息肉病

55. 下列哪种药物与胰岛素合用可造成严重低血糖反应
A. 硫脲类药物
B. 氯丙嗪
C. 普萘洛尔
D. 氢氯噻嗪
E. 水杨酸钠

56. 梅毒感染后梅毒血清试验反应性最强的时期是
A. 一期梅毒
B. 二期梅毒
C. 三期梅毒
D. 早期先天梅毒
E. 晚期先天梅毒

57. 人工流产术后 12 天，仍有较多阴道流血，应首先考虑的是
A. 子宫穿孔
B. 子宫复旧不良
C. 吸宫不全
D. 子宫内膜炎
E. 子宫绒毛膜癌

58. 常伴有发热和腹痛的子宫肌瘤变性是
A. 玻璃样变性
B. 囊性样变
C. 红色样变
D. 肉瘤样变
E. 钙化

A_2 型选择题

答题说明

每一道试题是以一个小案例出现的，其下面都有 A、B、C、D、E 五个备选答案，请从中选择一个最佳答案。

59. 男，26 岁。2 天前突然出现会阴部疼痛，伴有畏寒、高热，患侧阴囊明显肿胀、皮肤发红、发热、疼痛，并沿精索、下腹部以及会阴部放射。首先考虑为
A. 急性膀胱炎
B. 急性附睾炎
C. 急性肾盂肾炎

D. 急性前列腺炎
E. 慢性附睾炎

60. 男，30 岁。枢椎基底部骨折，但无移位，寰椎亦无移位，颏枕带牵引 2 周后，颈痛减轻，活动范围增加。3 周后离床活动，6 周后颈痛再次加剧，活动明显受限，并逐渐出现四肢无力与瘫痪，这种迟发性瘫痪的原因是
A. 迟发性血肿压迫
B. 椎管内纤维组织增生压迫
C. 脊髓血运障碍
D. 黄韧带增厚
E. 寰椎迟发性前脱位

61. 男，48 岁。双下肢及颜面水肿 3 个月，尿蛋白 5.2g/24h，血清蛋白 19g/L，1 天来出现肉眼血尿。首先应考虑的诊断是
A. 肾小球病进展
B. 尿路感染
C. 尿路结石
D. 肾盂肾炎
E. 肾静脉血栓形成

62. 女，28 岁。结婚 3 年未孕，月经规律。妇科检查：子宫正常，双侧附件正常。男方精液检查正常。应首先进行
A. 阴道脱落细胞学检查
B. 输卵管通畅检查
C. 宫颈黏液结晶
D. 子宫内膜病理检查
E. 子宫输卵管造影

63. 男孩，1 岁。咳嗽 1 天，发热 3 小时。T 39.3℃，就诊过程中突然双眼上翻，肢体强直，持续 1 分钟。查体：咽红，心肺腹及神经系统无异常。半年前也有相同病史。最可能的诊断是
A. 癫痫
B. 低钙惊厥
C. 中毒性脑病
D. 化脓性脑膜炎
E. 高热惊厥

64. 男，60 岁。双下肢肿胀 3 个月。查体：甲状腺可触及，未闻及血管杂音，心率 96 次/分，手平伸细震颤（+）；下肢非凹陷性水肿，表面可见少量皮疹。最可能的诊断是
A. 甲亢性心脏病
B. 单纯性甲状腺肿伴神经症
C. 甲状腺功能减退症
D. 冠心病心功能不全伴单纯性甲状腺肿
E. 格雷夫斯（Graves）病

65. 女，45 岁。发热、咳嗽、咳脓痰 3 天。胸部 X 线片示右上肺大片状阴影，其内可见多个透亮区，叶间裂略下移。该患者最可能的诊断是
A. 肺脓肿
B. 金黄色葡萄球菌肺炎
C. 肺结核
D. 肺炎链球菌肺炎
E. 肺炎克雷伯菌肺炎

66. 男孩，10 岁。右膝部疼痛、跛行 2 年，

有夜间痛，检查：右膝活动良好，右髋不能伸直，大腿肌肉萎缩。红细胞沉降率28mm/h，X线片示髋关节骨质疏松。诊断优先考虑为

A. 髋关节类风湿性滑膜炎
B. 髋关节结核性滑膜炎
C. 髋关节一过性滑膜炎
D. 髋关节风湿性滑膜炎
E. 膝关节滑膜结核

67. 初产妇，26岁。妊娠40周，临产后宫缩强，宫口开大9cm时自然破膜。破膜后突然发生咳嗽、呼吸困难、发绀、血压下降。最可能发生的情况是

A. 子宫破裂
B. 前置胎盘
C. 羊水栓塞
D. 胎盘早剥
E. 胎膜早破

68. 女，39岁。妊娠32周，诊断为二期梅毒，青霉素皮试阳性。宜选用哪种药物治疗

A. 米诺环素
B. 红霉素
C. 庆大霉素
D. 林可霉素
E. 氯霉素

69. 女，32岁。白带多，外阴痒，检查：宫颈、阴道充血，分泌物呈脓性，宫颈呈重度颗粒型糜烂样改变。下列治疗方案最佳的是

A. 筋膜外子宫切除术
B. 局部活检+局部药物腐蚀+全身抗感染治疗
C. 局部药物抗感染治疗
D. 宫颈锥切术
E. 局部抗感染治疗后局部活检，若为阴性，可行物理疗法

70. 女，70岁。反复咳嗽、咳痰、气促31年，心悸、水肿7年，近3周症状加重入院。查体：呼吸急促，双肺可闻及干湿啰音，P_2亢进，三尖瓣区闻及3/6级收缩期杂音。肝右肋下5cm，压痛(+)，肝颈静脉回流征阳性，下肢水肿。此时首选的治疗是使用

A. 强心药
B. 利尿药
C. 心血管扩张药
D. 抗生素
E. 镇静药

71. 初产妇，23岁，妊娠39周。BP 130/80mmHg，枕右前位，估计胎儿体重2800g，临产后10小时，宫缩逐渐减弱，胎膜已破，宫口开大7cm，胎头S+2，胎心率140次/分。此时恰当的处理措施是

A. 肌内注射缩宫素
B. 静脉滴注缩宫素
C. 静脉注射麦角新碱
D. 立即行剖宫产术
E. 静脉注射地西泮

72. 男，35岁。4个月来工作较累，近4周出现兴趣缺乏，易疲劳，言语少，动作

迟缓，自觉脑子笨，没有以前聪明，早醒，食欲缺乏，腹胀，便秘，全身酸痛，有时感觉心慌、气短。总觉自己患了不治之症，给家庭带来许多麻烦。该患者最可能的诊断是

A. 焦虑症
B. 神经衰弱
C. 疑病症
D. 抑郁症
E. 甲状腺功能减退症

73. 男，30 岁。发热、咳嗽、咳黄痰 3 天。脾大、肋下 3cm，白细胞计数 $86 \times 10^9/L$，胸部 X 线片见右下肺片状影。应用青霉素 3 天后，体温正常，但白细胞不减少，分类无改变。可能的诊断为

A. 慢性粒细胞白血病并发肺炎
B. 败血症
C. 类白血病反应
D. 肺炎
E. 霍奇金淋巴瘤

74. 女，26 岁。患 1 型糖尿病。今日因感冒，食欲缺乏、少食，餐前按常规注射胰岛素，近午时突然心悸、出汗，继而头晕、视物模糊。急诊处理应采用

A. 静脉注射胰岛素
B. 静脉滴注生理盐水
C. 静脉注射葡萄糖
D. 静脉滴注碳酸氢钠
E. 急查血糖待出结果后处理

75. 女，68 岁。有高血压病史 5 年，一直服用硝苯地平和氢氯噻嗪控制血压，有糖尿病病史 2 年，平时空腹血糖 7 ~ 8mmol/L，1 年前体检血尿酸 508μmol/L，未给予药物治疗。患者 1 天前受凉感冒，晨起觉足趾和踝部疼痛，局部肿胀、发热。目前诊断首先考虑

A. 风湿性关节炎
B. 系统性红斑狼疮
C. 痛风
D. 骨关节炎
E. 类风湿关节炎

76. 女孩，2 岁。身材矮小，刚会扶站，不会认人。眼距宽、鼻梁低，皮肤细嫩，胸骨左缘第 3 ~ 4 肋间可闻及 2/6 级收缩期杂音。为明确诊断，首选的检查是

A. 甲状腺功能测定
B. 尿 2，4-二硝基苯肼试验
C. 超声心动图
D. 心电图
E. 染色体核型分析

77. 男，44 岁。胫骨开放性骨折，清创与石膏固定后 36 小时。患者高热，脉快，伤口剧痛，大量恶臭渗出液。X 线片示皮下有气体。应首先考虑

A. 血肿吸收
B. 组织坏死
C. 伤口化脓菌感染
D. 气性坏疽
E. 骨筋膜室综合征

78. 断指再植术后 28 小时患者，发现患指指甲发绀，指腹肿胀，毛细血管反应存在，皮温尚正常。其原因可能是

A. 动脉痉挛或栓塞
B. 静脉痉挛或栓塞
C. 再灌注综合征
D. 创口有活动性出血
E. 创口感染

79. 女，54 岁。10 年前右下腹部有一手拳大肿物，逐渐增大，现已达妊娠足月大小，仍能进行轻微家务活动。本例卵巢肿瘤最可能是
A. 良性囊性畸胎瘤
B. 浆液性囊腺瘤
C. 黏液性囊腺瘤
D. 无性细胞瘤
E. 卵泡膜细胞瘤

80. 女，47 岁。自述阴部有一肿物脱出 2 个月。妇科检查见宫颈全部及部分宫体外露于阴道口，触之宫颈较长。本例应选择的恰当手术是
A. 阴道前、后壁修补术
B. Manchester 手术
C. 经腹子宫全切术
D. 阴道纵隔成形术
E. 经阴道子宫全切术及阴道前、后壁修补术

81. 男，18 岁，体重 60kg。全身高度水肿，尿蛋白（++++），红细胞 0 ~ 2 个/高倍视野，ESR 40mm/h，尿纤维蛋白降解产物（FDP）（-），肌酐清除率（Ccr）120ml/min，BP 120/80mmHg。经应用泼尼松 30mg/d 治疗 2 周，病情未见改善，此时应采取下列哪一项措施较好
A. 改用地塞米松
B. 改用泼尼松龙
C. 泼尼松加量至 60mg/d
D. 加用抗凝疗法
E. 加用环磷酰胺

82. 男，40 岁。3 个月来间歇性、无痛性全血尿，近 2 天加重伴有血块。B 超示双肾正常，膀胱内有 1.5cm×2.0cm×1.0cm 新生物，有蒂。为明确诊断，最重要的检查是
A. MRI
B. 尿脱落细胞检查
C. 膀胱镜检
D. 静脉尿路造影
E. CT

83. 男，33 岁。发热、腰痛 6 天，少尿 4 天，近 3 天无尿。查体：皮肤多处有出血点，面色潮红，烦躁不安，眼睑水肿，体表静脉充盈，血压 180/120mmHg，脉洪大。尿蛋白（+++），尿中有膜状物。应诊断肾综合征出血热合并
A. 高血压脑病
B. 高血容量综合征
C. 尿毒症脑病
D. 心力衰竭
E. 弥散性血管内凝血

84. 男，20 岁。右足和右小腿被开水烫伤，有大小不一的水疱。创面基底部肿胀发红，该患者烧伤面积和深度的诊断为
A. 5%，浅Ⅱ度
B. 5%，深Ⅱ度

C. 10%，浅Ⅱ度
D. 10%，深Ⅱ度
E. 15%，浅Ⅱ度

85. 女孩，5 岁。夏季高热 2 小时、抽搐 1 次就诊。查体：血压 60/40mmHg，面色灰暗，四肢厥冷，心肺未见异常，脑膜刺激征阴性。临床上最可能的诊断是
A. 中毒型细菌性痢疾
B. 颅内肿瘤
C. 颅内出血
D. 结核性脑膜炎
E. 化脓性脑膜炎

86. 男婴，3 个半月。3 周前曾患肺炎。按计划免疫接种程序，此时应接种
A. 麻腮风疫苗第一次
B. 脊灰减毒活疫苗第一次
C. 乙肝疫苗
D. 百白破混合疫苗第二针
E. 百白破混合疫苗第一针

87. 男，40 岁。侨居国外多年。不规则发热半年余，反复抗菌无效，明显消瘦，临床考虑是否同艾滋病有关，下列哪项检查既便捷又具特异性
A. 痰培养
B. 胸部 CT
C. 血清抗-HIV
D. HIV 分离
E. CD4/CD8 比值，CD4 计数

88. 女，42 岁。肉眼血尿 1 个月余。IVU 显示双肾功能正常，右肾盂有充盈缺损 1.5cm×1.2cm。尿细胞学检查发现肿瘤细胞。治疗方法首选
A. 放疗
B. 右肾+输尿管全切术
C. 化疗
D. 右肾切除术
E. 肿瘤切除术

89. 男，60 岁。排尿困难 8 个月，体检发现前列腺稍硬。为排除前列腺癌，意义最大的实验室检查项目是
A. 血癌胚抗原
B. 血酸性磷酸酶
C. 血甲胎蛋白
D. 血碱性磷酸酶
E. 血前列腺特异抗原

90. 男，16 岁。因贫血来诊，化验：血常规 Hb 80g/L，平均红细胞体积（MCV）75fl，平均红细胞血红蛋白浓度（MCHC）33%。引起此种类型贫血的最可能疾病是
A. 再生障碍性贫血
B. 慢性病贫血
C. 珠蛋白生成障碍性贫血
D. 急性失血性贫血
E. 巨幼细胞贫血

91. 中年女性，外阴瘙痒 1 周。查阴道黏膜覆以膜状物，擦除后露出红肿黏膜面。正确的治疗是
A. 阴道内放置尼尔雌醇片
B. 阴道内放置硝酸咪康唑栓

C. 阴道内放置甲硝唑片

D. 局部用克林霉素软膏

E. 外阴部用0.5%醋酸液洗涤

92. 女，46岁。既往糖尿病病史8年。自感外阴痒1个月余，白带无异味。妇科检查：阴道黏膜充血，白带多，呈凝乳块状。考虑诊断为

A. 萎缩性阴道炎

B. 非特异性外阴炎

C. 细菌性阴道病

D. 外阴硬化性苔藓

E. 外阴阴道假丝酵母菌病

93. 男，16岁。左胫腓骨闭合性骨折，管形石膏外固定，3小时后左小腿出现胀痛，并持续加重，足趾麻木，被动牵拉痛，对其首要的处理是

A. 给予镇痛药物、继续观察

B. 立即拆除石膏

C. 给予脱水药，继续观察

D. 给予抗生素治疗

E. 无须处理，继续观察

94. 男，73岁。患冠周炎1周，寒战、发热、咳脓痰2天。查体：T 39.4℃，右下肺可闻及湿啰音。胸部X线片示右下肺大片状浓密模糊阴影。血WBC $20.3\times10^9/L$，N 0.96。该患者感染的病原菌最可能是

A. 肺炎克雷伯菌

B. 肺炎链球菌

C. 厌氧菌

D. 表皮葡萄球菌

E. 金黄色葡萄球菌

95. 男婴，生后3天。皮肤、皮下组织硬肿，体温33℃，病儿不哭，反应差，哺乳欠佳，呼吸50次/分。该患儿治疗的首选措施是

A. 复温

B. 补液

C. 抗感染

D. 抗凝

E. 中药

96. 男孩，6岁。发热2周，轻咳，精神差，一直抗生素静脉治疗，仍发热。近2日诉头痛，时有呕吐，突起抽搐，经用解痉剂、脱水剂好转后仍有间断抽搐。为明确诊断，首要的检查是

A. 血培养

B. 血甲状旁腺激素（PTH）测定

C. 血钙测定

D. 脑脊液检查

E. 脑电图

97. 某尿毒症患者，血压180/120mmHg，贫血外观，周身中度水肿，鼻出血。血尿素氮（BUN）50mmol/L，血钾6.17mmol/L，钙2.0mmol/L，CO_2结合力13mmol/L。立即给予处理，在纠酸过程中突然手足搐搦，意识清楚，其原因最可能是

A. 脑出血

B. 酸中毒引起

C. 高血压引起

D. 尿毒症性脑病
E. 补碱引起

98. 男，28 岁。四肢无力 10 余天，伴吞咽困难 3 天。今晨呼吸困难。查体：神清，喉中痰鸣，呼吸 34 次/分，脉率 120 次/分。四肢肌力 0 级，肌张力低，病理反射阴性。首先应
A. 使用抗生素
B. 使用激素
C. 气管切开，吸痰
D. 使用呼吸兴奋药
E. 大量丙种球蛋白

99. 男，26 岁。因急性一氧化碳中毒入院，治疗 1 周后症状消失出院。2 个月后突然出现意识障碍。既往无高血压及脑血管病病史。最可能的诊断是
A. 脑出血
B. 脑梗死
C. 肝性脑病
D. 中毒迟发脑病
E. 中间综合征

100. 女，68 岁。右膝关节疼痛、行走困难 10 余年。查体：右膝关节内翻畸形，屈曲挛缩。X 线检查示右膝内侧关节间隙严重狭窄，髌骨关节面严重磨损。最适合的治疗方法是
A. 人工膝关节置换术
B. 抗炎镇痛药
C. 膝关节融合术
D. 关节内注射透明质酸酶
E. 关节镜下清理术

101. 女孩，8 岁。发热伴头痛及肌肉痛 4 天。查体：咽充血，扁桃体 I 度肿大，同学中有数人发病，最可能的诊断是
A. 急性上呼吸道感染
B. 急性扁桃体炎
C. 疱疹性咽峡炎
D. 流行性感冒
E. 川崎病

102. 男，28 岁。风湿性心脏病患者，近 2 周来发热，T 38.3℃，右下睑结膜见一出血点，双肺无啰音，脾肋下可扪及边缘，双下肢皮肤少数紫癜。血红蛋白 100g/L，白细胞 12×10^9/L，中性粒细胞 0.75，血小板 150×10^9/L。应考虑的诊断是
A. 过敏性紫癜
B. 脾功能亢进症
C. 亚急性感染性心内膜炎
D. 急性白血病
E. 再生障碍性贫血

103. 男，60 岁。4 个月来发作性左上肢无力、麻木 3 次，每次历时 40 分钟左右。神经系统检查正常。最可能的诊断是
A. 颈椎病
B. 短暂性脑缺血发作
C. 局限性发作
D. 脑占位性病变
E. 偏头痛

104. 女，25 岁。妊娠 6 周，因寒战、高热、大汗，在当地医院诊断为恶性疟疾。应选用哪种治疗方案

A. 青蒿琥酯口服
B. 奎宁口服
C. 氯喹+磷酸伯氨喹
D. 奎宁+磷酸伯氨喹
E. 乙胺嘧啶

105. 女，32 岁。购物时感头晕、恶心、乏力，随即意识丧失，摔倒在地，约 1 分钟自行苏醒，无大小便失禁，无遗留意识或肢体功能障碍。其意识丧失最可能的病因为
A. 迷走神经张力异常增高
B. 游离转换障碍
C. 心律失常
D. 低血糖症
E. 短暂性脑缺血发作

106. 女，25 岁。妊娠 39 周，临产，检查发现胎头的矢状缝与骨盆入口的右斜径相一致，枕骨在母体骨盆的右后方，诊断胎位为
A. LOA
B. LOP
C. ROP
D. ROA
E. LOT

107. 女，32 岁。停经 40 天，下腹痛及阴道出血 1 天，量多，有血块。妇科检查：子宫稍大，宫口有胚胎组织填塞。最有效的治疗措施是
A. 压迫腹部，排出胚胎组织
B. 刮宫术
C. 输血
D. 注射维生素 K
E. 纱布填塞阴道，压迫止血

108. 男，40 岁。讲话缓慢，走路蹒跚，睁、闭眼站立均有倾倒现象。病变可能在
A. 小脑
B. 脊髓后索
C. 前庭系统
D. 基底神经节
E. 丘脑

109. 男，42 岁。体检发现甲状腺I度肿大，可疑结节而行超声检查。甲状腺 B 超检查提示结节可能为恶性的表现是
A. 甲状腺内多个大小不等结节
B. 甲状腺单个大结节
C. 甲状腺结节内坏死、囊变
D. 结节内微小钙化点，血运丰富
E. 甲状腺弥散性肿大，血运丰富

110. 女，28 岁。药物流产后 5 天，高热伴右下腹疼痛 1 天。妇科检查：脓性白带，宫颈举痛，宫体如妊娠 6 周大小，右附件区有明显压痛。该患者最可能的诊断是
A. 急性盆腔炎
B. 急性阑尾炎
C. 肠梗阻
D. 异位妊娠
E. 卵巢巧克力囊肿破裂

111. 女，25 岁，半年前离婚。某日下班后回到家中突然出现强烈的恐惧感，有

如大祸临头，同时心悸、胸闷，呼吸困难，有窒息感。全身多汗，脸红，手脚发麻，四肢颤抖。5～6 分钟后逐渐平静。最可能的诊断是
A. 恐惧症
B. 精神分裂症
C. 帕金森病
D. 心理生理障碍
E. 惊恐发作

A_3/A_4 型选择题

答题说明

以下提供若干个案例，每个案例下设若干道试题。请根据案例所提供的信息，在每一道试题下面的 A、B、C、D、E 五个备选答案中选择一个最佳答案。

（112～114 题共用题干）

女，55 岁。白带多，接触性出血 3 个月余，3 年前曾因宫颈糜烂行宫颈冷冻治疗，妇科检查：外阴阴道未见异常，宫颈肥大、糜烂样改变、质脆，子宫及双附件未见异常。

112. 为明确诊断，首先的检查项目应是
A. 分段诊刮
B. 宫腔镜检查
C. 腹腔镜检查
D. 宫颈锥切术
E. 宫颈多点活检

113. 检查结果证实为宫颈上皮内瘤样病变，异型细胞占宫颈上皮全程 2/3 以上，伴 HPV 感染，此例应诊断为
A. CIN Ⅰ
B. CIN Ⅱ
C. CIN Ⅲ
D. 慢性宫颈炎
E. 宫颈浸润癌

114. 此例的合适治疗为
A. 局部用药 3 个月后复查
B. 激光治疗 3 个月后复查
C. 随诊
D. 行筋膜外子宫全切术
E. 局部用药+口服抗生素

（115～117 题共用题干）

男婴，10 个月。发热伴呕吐、腹泻 1 天入院。患儿体温 38℃，腹泻 12 次/天，水样便。1 天前误饮不洁水。查体：皮肤弹性差，精神萎靡，眼眶及前囟凹陷，体重下降 8%，中毒症状明显。实验室检查：外周血白细胞总数稍增多，淋巴细胞明显增多；大便镜检无特殊发现。

115. 该患儿最可能的诊断是
A. 生理性腹泻
B. 细菌性痢疾
C. 肠结核
D. 病毒性肠炎
E. 肠伤寒

116. 该患儿的补液方案为

A. 90～120ml/kg；2∶3∶1 液

B. 120～150ml/kg；2∶3∶1 液

C. 120～150ml/kg；2∶1 液

D. 150～180ml/kg；2∶3∶1 液

E. 150～180ml/kg；2∶1 液

117. 若脱水纠正后中毒症状仍无好转，下一步适宜的处理是

A. 继续补液

B. 使用抗生素

C. 观察 2 天

D. 使用糖皮质激素

E. 注射甘露醇

（118～119 题共用题干）

女，30 岁。进行性痛经 8 年，婚后 5 年未孕。妇科检查：子宫大小正常，后位，固定，盆骶可触及多个痛性结节。右侧附件区触及直径约 6cm 的囊肿包块，不活动。左侧附件区组织略增厚。

118. 首先考虑的诊断是

A. 盆腔结核

B. 原发性痛经

C. 慢性盆腔炎

D. 子宫内膜异位症

E. 卵巢肿瘤

119. 首选的治疗方案为

A. 孕激素治疗

B. 手术治疗

C. 抗感染治疗

D. 抗结核治疗

E. 镇痛治疗

（120～122 题共用题干）

女，26 岁。水肿、尿少 1 个月。近 3 天发热、咳嗽，并伴恶心、呕吐，食欲缺乏。体格检查：BP 160/100mmHg。尿蛋白（++），RBC（+），STP、A/G 正常，A 为 35g/L（STP 为血清总蛋白，A 为清蛋白，G 为球蛋白）。

120. 首选的检查项目是

A. 血脂

B. BUN、Ccr

C. 血 K^+、Na^+、Cl^-

D. 尿纤维蛋白降解产物

E. 肾脏 B 超

121. 下列哪项诊断可不予考虑

A. 急性肾炎

B. 狼疮肾炎

C. 肾病综合征

D. 急进性肾小球肾炎

E. 慢性肾炎急性发作

122. 不恰当的处理是

A. 应用呋塞米

B. 应用硝苯地平

C. 静脉输入庆大霉素

D. 低盐低蛋白饮食

E. 肌内注射青霉素

（123～124 题共用题干）

男，24 岁。突然意识不清，跌倒，全身强直数秒钟后抽搐，咬破舌。2 分钟后抽搐停止，醒后活动正常。

123. 首先应考虑的疾病是

A. 脑出血

B. 脑血栓

C. 蛛网膜下腔出血

D. 癫痫

E. 脑栓塞

124. 治疗的首选药物是

A. 降颅内压药

B. 溶栓治疗

C. 止血药

D. 血管扩张药

E. 抗癫痫药

(125～127 题共用题干)

男，22 岁。发热、头晕、视物模糊 2 周。血常规示 Hb 69g/L，WBC 15×10^9/L，分类中可见原始细胞。

125. 对诊断最有价值的检查是

A. 血涂片碱性磷酸酶染色

B. 骨髓细胞形态学检查

C. 脑脊液检查

D. 脑脊液幼稚细胞检查

E. 骨髓细胞化学染色检查

126. 本患者骨髓涂片中早幼粒细胞占 0.60，应诊断为急性非淋巴细胞白血病

A. M_1 型

B. M_2 型

C. M_3 型

D. M_4 型

E. M_5 型

127. 首选治疗为

A. 长春新碱+泼尼松

B. 输血

C. 柔红霉素+阿糖胞苷

D. 三尖杉碱+阿糖胞苷

E. 全反式维 A 酸

(128～129 题共用题干)

男，55 岁。双下肢无力半年，右侧明显，近 2 个月行走不稳，右手不能扣纽扣。无外伤史，无发热。查体：颈背部无明显压痛，双上肢前臂、手及上臂尺侧皮肤感觉减退，右侧尤其明显，四肢肌张力增高。肱二头肌反射亢进，双侧膝踝反射亢进，右髌阵挛阳性，右巴宾斯基征阳性。

128. 最可能的诊断是

A. 急性脑出血

B. 颈椎病

C. 颈椎肿瘤

D. 颈椎结核

E. 颈神经根炎

129. 应考虑的治疗是

A. 颈枕吊带牵引

B. 激素治疗

C. 推拿按摩治疗

D. 手术

E. 颈托围领

B_1 型选择题

答 题 说 明

以下提供若干组试题，每组试题共用在试题前列出的 A、B、C、D、E 五个备选答案，请从中选择一个与问题关系最密切的答案。某个备选答案可能被选择一次、多次或不被选择。

（130～131 题共用备选答案）

A. 自然流产
B. 异位妊娠
C. 早产
D. 妊娠期高血压疾病
E. 前置胎盘

130. 妊娠晚期反复无痛性阴道流血是
131. 基本病变是全身小血管痉挛，使孕妇可能发生抽搐的是

（132～133 题共用备选答案）

A. 适宜摄入量（AI）
B. 平均需要量（EAR）
C. 推荐摄入量（RNI）
D. 参考摄入量（DRIs）
E. 可耐受最高摄入量（UL）

132. 纯母乳喂养的足月产 1 月龄健康婴儿，母乳中的营养素含量就是婴儿各种营养素的
133. 可以满足某一特定性别、年龄及生理状况群体中绝大多数个体（97%～98%）需要量的某种营养素摄入水平是

（134～135 题共用备选答案）

A. 胰岛素释放指数升高
B. 饥饿试验（-）
C. 低血糖伴 ACTH 升高，皮质醇下降
D. 空腹低血糖伴肝功能异常
E. 餐前有低血糖表现，血糖升高，胰岛素峰值延迟

134. 特发性功能性低血糖症表现为
135. 胰岛素瘤表现为

（136～137 题共用备选答案）

A. 上皮细胞管型
B. 白细胞管型
C. 颗粒管型
D. 红细胞管型
E. 脂肪管型

136. 对急性肾盂肾炎诊断有意义的是
137. 对急性肾小球肾炎诊断有意义的是

（138～140 题共用备选答案）

A. 呼吸性酸中毒
B. 代谢性酸中毒
C. 呼吸性碱中毒
D. 代谢性碱中毒
E. 呼吸性酸中毒合并代谢性酸中毒

138. 外科临床上最常见的酸碱失衡是
139. 重度肺气肿患者可发生
140. 幽门梗阻患者可发生

（141～142 题共用备选答案）

A. 骨髓细胞内可见 Auer 小体

B. 中性粒细胞碱性磷酸酶积分增高
C. Ph 染色体阳性
D. 糖原染色阳性
E. 非特异性酯酶（+），阳性可被氟化钠抑制

141. 慢性髓细胞性白血病可见
142. 类白血病反应可见

（143～144 题共用备选答案）
A. 抗核抗体
B. 抗 Sm 抗体
C. 抗双链 DNA 抗体
D. 抗磷脂抗体
E. 类风湿因子

143. 特异性高，但与系统性红斑狼疮（SLE）活动性无关的是
144. 特异性高，效价随 SLE 病情缓解而下降的是

（145～146 题共用备选答案）
A. 睾丸鞘膜积液
B. 精索鞘膜积液
C. 交通性鞘膜积液
D. 左斜疝
E. 精液囊肿

145. 男孩，15 岁。阴囊内肿块，每日起床或站立后肿块缓慢增大，平卧位缩小。透光试验阳性。最可能的诊断为
146. 男，28 岁。左阴囊内肿块半年，时有挤压痛，无热，不影响活动。查体：左阴囊肿大，触之睾丸上部有一鹅卵大小囊性肿块，牵拉睾丸可随之活动，挤压不变小，睾丸可触及正常大小，透光试验阳性。应诊断

（147～148 题共用备选答案）
A. 矿物质
B. 维生素
C. 脂肪
D. 蛋白质
E. 碳水化合物

147. 每次哺乳时，母乳中呈先高后低变化的营养成分是
148. 每次哺乳时，母乳中呈先低后高变化的营养成分是

（149～150 题共用备选答案）
A. 利妥昔单抗
B. 来氟米特
C. 甲氨蝶呤
D. 布洛芬
E. 羟氯喹

149. 有助于降低系统性红斑狼疮病情复发的基础用药的是
150. 治疗类风湿关节炎首选的可改变病情的抗风湿药是

参考答案

1. E	2. E	3. A	4. D	5. C	6. E	7. C	8. E	9. B	10. B
11. B	12. B	13. B	14. E	15. E	16. D	17. D	18. C	19. C	20. E
21. C	22. C	23. A	24. A	25. A	26. A	27. A	28. B	29. C	30. D
31. A	32. D	33. A	34. E	35. D	36. B	37. D	38. B	39. D	40. E

41. B	42. B	43. E	44. C	45. C	46. B	47. D	48. E	49. D	50. B
51. E	52. C	53. D	54. C	55. A	56. B	57. C	58. C	59. B	60. E
61. E	62. B	63. E	64. E	65. E	66. B	67. C	68. B	69. E	70. B
71. B	72. D	73. A	74. C	75. C	76. E	77. D	78. B	79. C	80. B
81. C	82. C	83. B	84. C	85. A	86. E	87. C	88. B	89. E	90. B
91. B	92. E	93. B	94. C	95. A	96. D	97. E	98. C	99. D	100. A
101. D	102. C	103. B	104. A	105. E	106. C	107. B	108. A	109. C	110. A
111. E	112. E	113. C	114. D	115. D	116. B	117. B	118. D	119. B	120. B
121. C	122. C	123. D	124. E	125. B	126. C	127. E	128. B	129. D	130. E
131. D	132. A	133. C	134. B	135. A	136. B	137. D	138. B	139. A	140. D
141. C	142. B	143. B	144. C	145. C	146. B	147. D	148. C	149. E	150. C